Ratgeber Rheumatologie

Konstanze Loddenkemper
Timo Ulrichs
Gerd-Rüdiger Burmester

Ratgeber Rheumatologie

Entstehung und Behandlung rheumatischer Erkrankungen

16 Abbildungen, 6 farbig, 6 Tabellen, 2002

KARGER

Basel · Freiburg · Paris · London · New York ·
New Delhi · Bangkok · Singapore · Tokyo · Sydney

•••••••••••••••••••

Deutsche Bibliothek – CIP-Einheitsaufnahme
Loddenkemper, K.:
Ratgeber Rheumatologie: Entstehung und Behandlung rheumatischer Erkrankungen /
K. Loddenkemper, T. Ulrichs, G.-R. Burmester. – Basel;
Freiburg [Breisgau]; Paris; London; New York; New Delhi; Bangkok; Singapore; Tokyo;
Sydney; Karger, 2002
ISBN 3-8055-7384-7

Dosierungsangaben von Medikamenten

Autoren und Herausgeber haben alle Anstrengungen unternommen, um sicherzustellen, dass die Auswahl und Dosierungsangaben von Medikamenten im vorliegenden Text mit den aktuellen Vorschriften und der Praxis übereinstimmen. Trotzdem muss der Leser im Hinblick auf den Stand der Forschung, Änderung staatlicher Gesetzgebungen und den ununterbrochenen Strom neuer Forschungsergebnisse bezüglich Wirkung und Nebenwirkungen von Medikamenten darauf aufmerksam gemacht werden, dass unbedingt bei jedem Medikament die Packungsbeilage konsultiert werden muss, um mögliche Änderungen im Hinblick auf die Indikation und Dosierung nicht zu übersehen. Gleiches gilt für spezielle Warnungen und Vorsichtsmaßnahmen. Ganz besonders gilt dieser Hinweis für empfohlene neue und/oder nur selten gebrauchte Wirkstoffe.

Printed in Germany on acid-free paper by Konkordia GmbH, Bühl · Das Medienunternehemen
ISBN 3-8055-7384-7

Vorwort

Rheumatische Erkrankungen sind sehr vielfältig und oftmals schwer zu verstehen. Die Rheumatologie umfasst über 400 Krankheitsbilder, die vorrangig den Bewegungsapparat, aber auch alle Organe betreffen können. Je nach Alter leiden 5–20% der deutschen Bevölkerung an rheumatischen Erkrankungen. Bei keiner anderen Krankheitsgruppe erkranken die Betroffenen so lange und so schwer. Rheumatische Erkrankungen werden, abgesehen vom medizinischen Aspekt, zunehmend auch zu einem gesellschaftlichen und volkswirtschaftlichen Problem.

Durch immer modernere Methoden ist es heutzutage möglich, diese Erkrankungen frühzeitig zu diagnostizieren. Im Rahmen der rasch voranschreitenden Forschung stehen immer wirksamere Behandlungsmöglichkeiten zur Verfügung, um den Verlauf der rheumatische Erkrankungen positiv zu beeinflussen. Neben den technischen Gegebenheiten ist es für den Verlauf der Erkrankung sehr wichtig, dass die Patienten umfassend über ihre Erkrankung, deren Verlauf und Behandlungsmöglichkeiten aufgeklärt werden.

Oft verfügt der betroffene Patient nicht über das medizinische Grundlagenwissen, welches gerade für das Verständnis und den Umgang mit der eigenen Erkrankung wichtig wäre. Auf der anderen Seite weiß jeder Arzt, der chronisch kranke Patienten betreut, wie schwer es ist, in der Kürze des Praxisalltags eine umfassende Aufklärung über die zum Teil seltenen und komplizierten rheumatischen Erkrankungen zu geben.

Daher sollen in dem vorliegenden Buch theoretische Einsichten und praktische Handlungsanleitungen vermittelt werden. Zusätzlich sollen Patientenberichte anschaulich die Erfahrungen anderer mit der Krankheit schildern.

Das vorliegende Buch soll dazu beitragen, betroffenen Patienten, niedergelassenen Ärzten und Mitarbeitern in Rheumasprechstunden wissenschaftlich fundierte Informationen an die Hand zu geben, die ihnen ein tieferes Verständnis der Zusammenhänge ermöglichen.

Für Anmerkungen und Verbesserungsvorschläge sind wir sehr aufgeschlossen und dürfen alle Leser bitten, gegebenenfalls Anregungen an uns zu senden.

Folgenden Personen möchten wir für ihre Unterstützung während der Entstehung dieses Buches danken: Frau Barbara Beuth, Diplom-Sozialarbeiterin, Deutsche Rheuma-Liga Berlin e.V.; Frau Dr. M. Backhaus, Frau Dr. Anne Bruns, Herrn PD Dr. Thomas Dörner, Herrn Prof. Dr. F. Hiepe, Frau Dr. Juliane Franz, Herrn Prof. Dr. A. Krause, Frau Dr. Susanne Priem, Frau Dr. Gabi Riemekasten,

Herrn Dr. Olaf Schultz, Herrn Matthias Spengler, Medizinische Klinik mit Schwerpunkt Rheumatologie und Klinische Immunologie, Universitätsklinikum Charité, Berlin; Herrn Dr. Kai Herrmann, Klinik für Radiologie, Charité, Berlin.

Konstanze Loddenkemper, Timo Ulrichs, Gerd-Rüdiger Burmester, Berlin

Einleitung

Man kennt heute über 200 verschiedene Krankheitsbilder, die zum rheumatischen Formenkreis gezählt werden. Viele davon können verschiedene Organsysteme gleichzeitig betreffen, so dass der behandelnde Rheumatologe immer eng mit Spezialisten aus den Nachbargebieten der Inneren Medizin aber auch der Chirurgie und Orthopädie zusammenarbeiten muss.

Die Ursachen, die zum Entstehen einer rheumatischen Erkrankung führen, sind sehr unterschiedlich. Bei vielen Krankheitsbildern sind sie noch weitgehend unklar. Fast allen Erkrankungen ist jedoch ein Mechanismus gemeinsam: Das Abwehrsystem (Immunsystem) richtet sich gegen körpereigene Strukturen, die zerstört oder in ihrer Funktion beeinträchtigt werden. Dies können Gelenkoberflächen, bestimmte Zellen in inneren Organen oder Strukturen im Gehirn sein. Man spricht dabei von Autoimmunität.

Die eigentliche Aufgabe des Immunsystems ist es, Eindringlinge wie Bakterien, Pilze oder Viren als körperfremd zu erkennen und zu beseitigen. Ein intaktes Immunsystem wird täglich mit Millionen solcher eindringender Erreger konfrontiert, deren erfolgreiche Eliminierung eine Infektionserkrankung verhindert. Darüber hinaus wacht das Immunsystem darüber, dass keine körpereigene Zelle entartet, also zur Krebszelle wird. Körpereigene Zellen, die vom Immunsystem nicht mehr als «eigen» erkannt werden, werden ebenfalls beseitigt. Manchmal kann es vorkommen, dass das Immunsystem nicht mehr in der Lage ist, eigene (intakte) von fremden Strukturen (wie sie z.B. auf Bakterienoberflächen vorkommen) zu unterscheiden. Dann richtet sich plötzlich die Abwehrfunktion des Immunsystems mit seiner zerstörerischen Kraft gegen den eigenen Körper. Warum das Immunsystem bei manchen Menschen diese Fehlfunktion aufweisen kann, bei anderen aber nicht, und was die auslösenden Faktoren dafür sind, ist unklar. Ein Grund könnte im Erbgut des Menschen liegen. Verschiedene Gene bedingen Oberflächenstrukturen auf körpereigenen Zellen, die denen auf Bakterien sehr ähneln können, so dass das Immunsystem in Verwirrung gerät. Eine weitere Ursache könnten Umweltfaktoren sein, die das Immunsystem so aktivieren, dass es sich angegriffen wähnt und scheinbar wahllos zurückschlägt. Die eigentlichen Ursachen für den Mechanismus der Autoimmunität bleiben aber im Dunkeln.

Da das Immunsystem nicht von selbst wieder lernt, dass die angegriffenen körpereigenen Strukturen keine Bedrohung darstellen, verschwinden im Allgemeinen auch die damit verbundenen Symptome der rheumatischen Erkrankung nicht von allein, sondern werden sogar mit der Zeit immer gravierender. Nimmt die Erkrankung einen solchen Verlauf, wird sie chronisch.

Werden die Symptome vom behandelnden Arzt frühzeitig erkannt und richtig gedeutet, kann aber therapeutisch so eingegriffen werden, dass der weitere Verlauf der Erkrankung kontrolliert und die Schäden in engen Grenzen gehalten werden. Es wird häufig eine Kombination aus medikamentöser und physiotherapeutischer Therapie angewandt. Die verabreichten Medikamente sollen das Immunsystem in seiner Aktivität so weit bremsen, dass die Schäden am eigenen Körper eingedämmt, gleichzeitig aber seine Abwehrkräfte gegen Eindringlinge nicht geschwächt werden. Die physiotherapeutische Behandlung dient dazu, befallenen Gelenken ihre Bewegungsfähigkeit zu erhalten.

Die Ursachen für die autoimmunologischen Vorgänge, die zu einer rheumatischen Erkrankung führen, sind derzeit Gegenstand intensiver Forschung. Darüber hinaus wird in klinischen Studien an der ständigen Verbesserung der dem Rheumatologen zur Verfügung stehenden Therapeutika gearbeitet.

Diagnostische Maßnahmen in der Rheumatologie

Anamnese

Die Anamneseerhebung (Erhebung der früheren Krankengeschichte) nimmt in der Diagnosefindung der rheumatischen Erkrankung einen herausragenden Platz ein. Die klinische (körperliche) Untersuchung tragen weit weniger und die restlichen technischen Untersuchungsverfahren mit einem noch geringeren Anteil zur Diagnosefindung bei.

Neben vielem anderen sind insbesondere folgende Fragen bei der Erhebung der früheren Krankengeschichte von besonderem Interesse:

- Wie lange dauert die Erkrankung bereits?
- Wie stark sind die Schmerzen und welchen Charakter haben sie?
- Wo sind die Schmerzen lokalisiert sind? Ist nur ein oder sind mehrere Gelenke betroffen?
- Sind die Schmerzen von bestimmten Tätigkeiten abhängig, oder sind sie an eine Tageszeit gebunden?

Anhand dieser Daten können bereits zu einem frühen Zeitpunkt die Weichen für die nachfolgende Diagnostik gestellt werden.

Klinische Untersuchung

Die rheumatologische Untersuchung schließt die Inspektion, die Palpation (Tasten/Fühlen der erkrankten Regionen) und die Funktionstestung der Gelenke ein.

Bei der Inspektion können bereits äußere Auffälligkeiten wahrgenommen werden, die mit einer entzündlich-rheumatischen Erkrankung in Verbindung stehen können, z.B. Schwellungen und/oder Rötungen einzelner Gelenke, auffällige Hauterscheinungen, Fehlstellungen von Gelenken, kleine Hautgeschwüre oder auch eine Bindehautentzündung des Auges.

Bei der Palpation wird mit den Händen eine Untersuchung der Gelenke, der Muskulatur und der Wirbelsäule vorgenommen. Hierbei liegt das besondere Augenmerk auf Schwellungen, der Druckschmerzempfindlichkeit von entzündeten Gelenken, dem Knirschen von Gelenken, Muskelverspannungen sowie der Klopfschmerzhaftigkeit der Wirbelsäule oder anderer Knochen. So kann eine weitere Eingrenzung der Beschwerden die mögliche Erkrankung bereits zu diesem Zeitpunkt ahnen lassen.

Als Drittes folgt eine Funktionstestung der Wirbelsäule. Dabei wird die passive und aktive Beweglichkeit der einzelner Gelenke geprüft.

Labordiagnostik

Die laborchemischen Untersuchungen dienen in der Rheumatologie neben der Diagnosesicherung der Einschätzung der entzündlichen Aktivität und dem Nachweis von möglichen Organmanifestationen im Rahmen der Grunderkrankung. Im Verlauf einer bereits eingeleiteten immunsuppressiven (gegen das »Rheuma» gerichteten) Therapie werden die Laborparameter genutzt, um frühzeitig Nebenwirkungen der Medikamente zu erkennen und rechtzeitig Gegenmaßnahmen einzuleiten.

Folgende laborchemischen Parameter werden in der Rheumatologie verwendet: Entzündungsparameter wie Blutsenkungsgeschwindigkeit und C-reaktives Protein (Entzündungsprotein), Serumeiweiß-Elektrophorese (wobei der Anstieg bestimmter Serumeiweiße auf eine Entzündung hindeutet). Nierenfunktions- und Leberparameter, das Blutbild und Muskelenzyme werden zur Einschätzung einer Organmanifestation oder Beurteilung von Medikamenten-Nebenwirkungen genutzt.

Das Komplementsystem ist ein unspezifischer Entzündungsmediator. Veränderungen zeigen sich auch bei bakteriellen oder viralen Infekten. Veränderungen spezieller Komplementfaktoren können jedoch Hinweise auf eine mögliche entzündlich-rheumatische Erkrankung geben und werden dafür genutzt.

Autoantikörper

Autoantikörper sind Eiweiße, die sich infolge einer gestörten Immunfunktion gegen körpereigene Gewebe oder Zellen richten und somit zu dem jeweils spezifischem Krankheitsbild der verschiedenen Autoimmunerkrankungen führen.

Diese Autoantikörper können in speziellen Labors nachgewiesen werden und tragen somit maßgeblich zur Diagnosesicherung bei. Nachfolgend werden Autoantikörper aufgeführt, die im Einzelnen in den entsprechenden Kapiteln besprochen werden.

Rheumafaktoren, antinukleäre Antikörper (die antinukleären Antikörper werden unterteilt in Anti-DNA-Antikörper, Anti-Histon-Antikörper, Anti-Ro- und Anti-La-Antikörper, Anti-Zentromeren-Antikörper, Anti-Scl70-Antikörper, Anti-Jo-Antikörper, Anti-Neutrophilen-Zytoplasma-Antikörper (ANCA) und Anti-Phospholipid-Antikörper).

Der Nachweis bestimmter genetischer Merkmale kann mit bestimmten rheumatischen Erkrankungen assoziiert sein. Wegweisend ist für den Rheumatologen hierbei die Bestimmung des HLA-Systems. Daher erfolgt teilweise bei der Diagnosestellung die begleitende Bestimmung einzelner Bausteine des HLA-Systems (z.B. HLA-B27 bei Morbus Bechterew).

Synovia-Analyse (Untersuchung von Gelenkflüssigkeit)

Eine weitere diagnostische Maßnahme ist die Materialgewinnung mittels Gelenkpunktion. Hierbei erfolgt die Untersuchung zunächst orientierend, ob die gewonnene Flüssigkeit klar, trüb (Hinweis für bakterielle Infektion) oder gar blutig (Hinweis auf eine Verletzung) ist. Speziell können dann Entzündungszellen, Bakterien, Eiweißgehalt, Harnsäure-Kristalle (bei Gicht), Rheumafaktoren und anderes mehr untersucht werden.

Bildgebende Verfahren

Hierzu zählen die Röntgenuntersuchung, die Sonographie der betroffenen Gelenke (Ultraschalluntersuchung), die Szintigraphie (nuklearmedizinische Untersuchung zum Feststellen einer möglichen Gelenkentzündung), Computertomographie (CT) und die Magnetresonanztomographie (MRT).

Mit diesen Verfahren lassen sich Veränderungen an den Knochen und am Knorpel nachweisen. Mit der Ultraschalluntersuchung können Gelenkergüsse lokalisiert und gezielt punktiert werden. Durch die CT- und MRT-Untersuchung, welche in der Rheumatologie relativ selten genutzt werden, erhält man bereits Aufschluss über minimale entzündliche Veränderungen (z.B. bei der Entzündung der Kreuzdarmbein-Gelenke (Sakroiliakalgelenksentzündung).

Historischer Rückblick und derzeitige Situation

Der Begriff «Rheuma» stammt aus dem Griechischen und bedeutet «das Fließende». In der Antike wurde angenommen, dass bei Gesunden die Körpersäfte nur in einer Richtung fließen. Bei Rheuma-Patienten jedoch flossen die Säfte des Körpers in die falsche Richtung, und zwar vom Gehirn in die Gelenke, wo sie heftige Schmerzen verursachten. Es ist heute bekannt, dass die meisten rheumatischen Erkrankungen durch eine Entzündung entstehen, die zur Ansammlung von entzündlicher Flüssigkeit in den Gelenken führt. Insofern war die Vermutung der alten Griechen gar nicht so abwegig.

Eine Untersuchung an einem etwa 100 Millionen Jahre alten Fossil, welches zu Lebzeiten ein schwimmfähiges Reptil war, zeigte im Bereich vieler Gelenke deutliche Zerstörungen, wie sie bei rheumatischen Erkrankungen auftreten können. Beim Menschen deuten Skelettfunde darauf hin, dass bereits unsere Vorfahren vor über 2 Millionen Jahren rheumatische Erkrankungen hatten. Auch die alten Ägypter litten, wie Mumienfunde zeigen, bereits an rheumatischen Gelenkveränderungen.

Hippokrates erwähnte vor über 2000 Jahren erstmals eine rheumatische Erkrankung. Er beschrieb einen Patienten, der an Gicht litt, die ebenfalls zu den rheumatischen Erkrankungen gehört.

Je nach Alter leiden zirka 5–20% der Bevölkerung an Rheuma. Die Sterblichkeit bei rheumatischen Erkrankungen ist lange nicht so hoch wie z.B. bei Krebs-, Herz- und Kreislauferkrankungen Da jedoch bei keiner anderen Krankheitsgruppe die Betroffenen so lange und so schwer erkranken, hat Rheuma eine erhebliche volkswirtschaftliche Bedeutung. So konnte z.B. in den USA gezeigt werden, dass durch rheumatische Erkrankungen jährlich 27 Millionen Arbeitstage verloren gehen.

In den letzten Jahren kam es zu einem erheblichen Erkenntniszuwachs bezüglich rheumatischer Erkrankungen. Mittlerweile geht man von weit über 100 verschiedenen Krankheiten des rheumatischen Formenkreises aus.

Rheuma ist ein sehr weitreichender Begriff, der die Erkrankungen des Bewegungsapparats umfasst, aber auch Erkrankungen der Wirbelsäule, der inneren Organe und besonders von deren Bindegewebe einschließt. Grundsätzlich gilt, dass es keine Struktur gibt, die nicht von Rheuma betroffen sein kann.

Ganz allgemein gibt es zwei Hauptgruppen rheumatischer Erkrankungen: die entzündlich-rheumatischen und die nichtentzündlich-rheumatischen Erkrankungen. In den folgenden Abschnitten wird versucht, die wichtigsten rheumatischen Krankheitsbilder zu erörtern.

Degenerative Erkrankungen und stoffwechselbedingte rheumatische Erkrankungen

Arthrose

Arthrose (Abb. 1), im Volksmund auch als «Knochenrheuma» bekannt, ist eine Gelenkerkrankung, bei der es zur Zerstörung der knorpeligen Gelenkoberfläche unter einer Mitbeteiligung des Knochens kommt. «Osteo» (griech.) bedeutet Knochen, «Arthros» (griech.)ist das Gelenk und «-ose» bedeutet Erkrankung. Osteoarthritis und degenerative Gelenkerkrankung sind andere Begriffe, die in diesem Zusammenhang gebraucht werden und die gleiche Bedeutung besitzen.

Wie kommt es zu einer Arthrose?

Dazu zunächst einige Erläuterungen zum Aufbau und Funktion eines Gelenks. Die Gelenkflächen der Knochen sind mit einer Knorpelschicht überzogen. Diese Knorpelflächen dienen dazu, die Erschütterungen abzumildern und die Bewegung im Gelenk durch die weichere Oberfläche zu erleichtern. Die Gelenke sind umschlossen von der so genannten Synovialmembran. Diese produziert die Gelenkflüssigkeit, die die Gelenke «schmiert». Die Gelenkkapsel umschließt das gesamte Gelenk und gibt ihm somit die notwendige Stabilität. Bei Patienten, die an einer Arthrose leiden, ver-

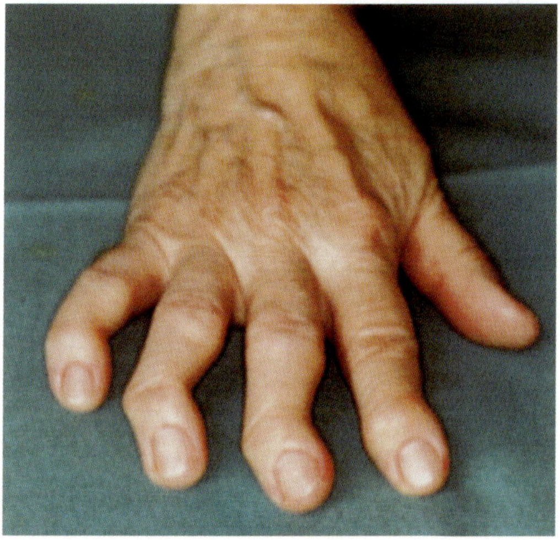

Abb. 1. Arthrose.

dünnt sich die Knorpelschicht durch verschiedene Ursachen so stark, dass letztendlich die Gelenkfläche aufgeraut wird. In Folge dieses Prozesses wird das Wachstum des Knochens in den Abschnitten der betroffenen Gelenke angeregt. Begleitend ist oft eine Entzündung im Gelenk nachweisbar, die zur zusätzlichen Produktion von Gelenkflüssigkeit führt. Diese kann nicht abfließen, da das Gelenk durch die Synovialmembran und die Gelenkkapsel abgeschlossen ist. Die Folge ist ein schmerzhaftes Anschwellen des betroffenen Gelenks. Im Allgemeinen verläuft eine Arthrose eher mild und Schwellungen sind nicht sehr stark ausgeprägt. In seltenen Fällen schreitet die Arthrose so voran, dass es zum vollständigen Verschwinden der Knorpelschicht, der so genannten Knorpelglatze, kommt (Abb. 2). Schließlich kann es zu Deformationen in den einzelnen Gelenken kommen. So ist verständlich, dass das, was als einfacher Verschleiß und Abnutzung im Gelenk begann, unter Umständen zu einer schweren Gelenkerkrankung mit starken Schmerzen und nicht zuletzt zum Funktionsverlust des Gelenkes führen kann.

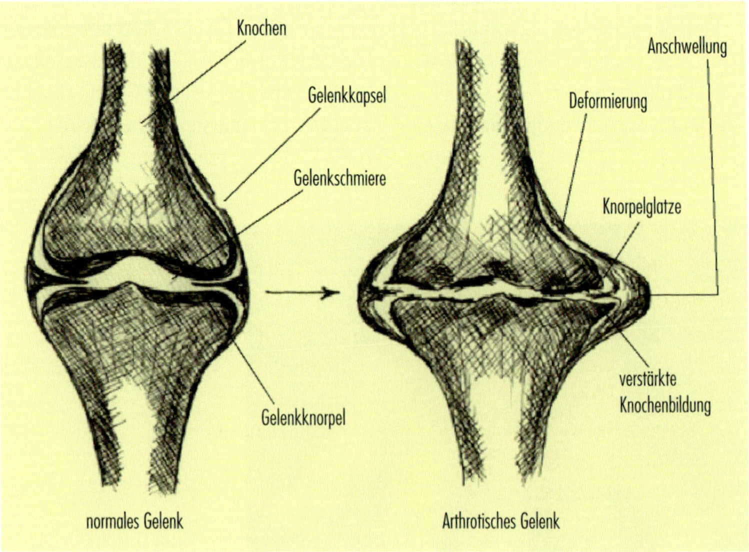

Abb. 2. Gelenkveränderungen bei einer Arthrose.

Welche Faktoren können die Entstehung einer Arthrose begünstigen?

Obwohl die Arthrose schon lange als Erkrankung bekannt ist, konnte die genaue Ursache noch nicht hinreichend gesichert werden. Eine Reihe von Faktoren spielen eine wichtige Rolle bei der Entstehung einer Arthrose. Einige der «multifaktoriellen» Ursachen werden nachfolgend genannt:

- *Alter:* Eine Arthrose tritt proportional häufiger bei älteren Menschen als bei jüngeren Menschen auf (20. Lebensjahr 4% der Bevölkerung, 70. Lebensjahr 80% der Bevölkerung). Das Alter allein verursacht keine Arthrose, das Älterwerden kann die Entstehung einer Arthrose jedoch begünstigen.
- *Gelenkverletzungen:* Frühere Gelenkerkrankungen, schwere Verletzungen oder Operationen der betreffenden Gelenke können durch Fehlbelastungen die Entstehung einer Arthrose begünstigen.
- *Genetische Faktoren:* Es gibt Formen der Arthrose, die familiär gehäuft auftreten. Als Beispiel seien hier die Arthrosen im Bereich der Hände bei Frauen zwischen 40 und 50 Jahren (Heberden- und Bouchard-Arthrosen) genannt. Insgesamt scheinen aber Arthrosen unabhängig von genetischen Voraussetzungen aufzutreten.
- *Weibliches Geschlecht:* Bei Frauen nach dem 50. Lebensjahr ist insgesamt das vermehrte Auftreten einer Arthrose zu verzeichnen.

Natürlich kann es auch noch weitere Gründe für die Entstehung einer Arthrose geben, wie z.B. Übergewicht und Gründe, die wir bis jetzt noch nicht kennen.

Wer bekommt Arthrose?

In Deutschland haben mehr als 50% der über 50-jährigen Menschen eine Arthrose. Die Mehrzahl der Patienten bemerken die Veränderungen nicht und sind völlig schmerzfrei, obwohl im Röntgenbild bereits Arthrose-typische Veränderungen sichtbar sind. Eine Arthrose kann bereits ab dem 30. Lebensjahr auftreten. In der Regel beginnt sie im 5. Lebensjahrzehnt und später. Arthrose hat es schon in der Antike gegeben, und es gibt keine geographischen, sozialen oder kulturellen Grenzen.

Welche Formen von Arthrose gibt es?

Es gibt viele Spielarten der Arthrose, und fast alle Gelenke können betroffen sein. Am häufigsten betroffen sind die Knie-, Hand- und Hüftgelenke sowie die Gelenke des großen Zehs.

Wie die meisten arthrotischen Erkrankungen wird auch die Kniegelenksarthrose (Gonarthrose) häufiger bei Frauen gesehen. Obwohl verschiedenste Ursachen die

Arthroseentstehung begünstigen, ist bei den meisten Patienten eine Ursache nicht sicher auszumachen.

Die Arthrose der Hüften (Coxarthrose), die Männer und Frauen gleichermaßen betrifft, manifestiert sich häufig früher als die Kniegelenksarthrose. In einigen Fällen ist eine Fehlbildung der Hüftgelenke, die schon seit der Kindheit bestand und die nicht rechtzeitig erkannt wurde, als Ursache anzusehen. Durch die falsche Belastung der Gelenke, kann sich an diesen vorgeschädigten Gelenken im späteren Leben leichter eine Arthrose entwickeln. Folgezustände sind eine Verkürzung der Beinlänge im betreffenden Bein. Die daraus resultierende veränderte Statik der Hüftgelenke ist oft Auslöser begleitender Rücken- und Knieschmerzen.

Die Arthrose im Bereich der Hände betrifft ganz überwiegend Frauen und tritt häufig in den Wechseljahren auf. Die Grund- und Endgelenke der Finger und der Daumen sind am häufigsten betroffen. Diese sind dann rötlich verfärbt, geschwollen und steif, gerade am Anfang der Erkrankung. Schließlich nimmt die Schwellung zu und die Fingerenden werden dicker. Dennoch sind die Finger nicht funktionslos oder gar verkrüppelt. Diese Form der Arthrose heißt nach dem englischen Erstbeschreiber Heberden-Arthrose. Weitere Arthrosen an mittleren Fingergelenken und am Daumengrundgelenk werden als Bouchard-Arthrose und Rhizarthrose bezeichnet (Abb. 3).

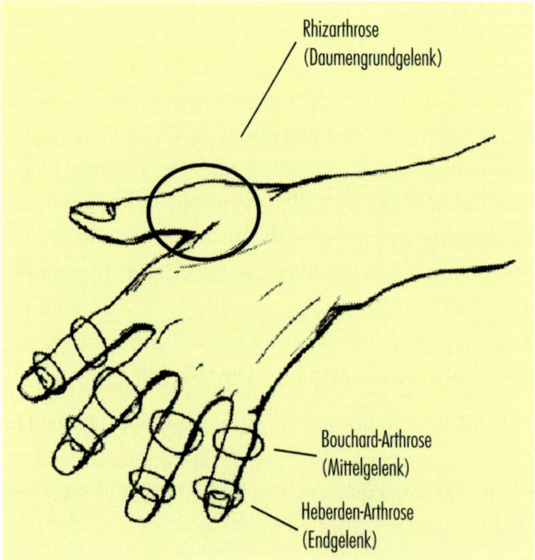

Abb. 3. Lokalisation der Heberden-, Bouchard- bzw. Rhizarthrose.

Arthrose im Bereich der Füße betrifft vor allem das Großzehen-Grundgelenk. Die Arthrose kann eine Deformation des Gelenks verursachen, die unter Umständen das Laufen beeinträchtigt. Auch können sehr schmerzhafte «Hühneraugen» entstehen, da die Haut plötzlich an bestimmten Stellen zu stark belastet wird.

Die Arthrose der Wirbelsäule wird von Ärzten auch als Spondylosis bezeichnet. Spondylosis ist ein häufiger radiologischer Befund (auf dem Röntgenbild sichtbar), der aber durchaus nicht mit Beschwerden einhergehen muss. Das Ausmaß der im Röntgenbild festgestellten arthrotischen Veränderungen ist oft nicht mit dem Ausmaß der typischen Rückenbeschwerden, wie z.B. Steifheit oder Schmerzen in Einklang zu bringen.

So vielfältig die verschiedenen Formen der Arthrose sind, so vielseitig können sie verlaufen. Kombinationen einzelner Formen sowie fließende Übergänge sind nicht ungewöhnlich. Entscheidend ist aber, dass die Diagnose Arthrose erst gestellt wird, wenn andere Gelenkerkrankungen, wie ein entzündliches Rheuma oder Gelenkinfektionen ausgeschlossen sind.

Was bedeutet es für mich, Arthrose zu haben?

Nachdem ihr Arzt die Diagnose einer Arthrose gestellt hat, werden die therapeutischen Maßnahmen festgelegt. Hierzu zählen:

- Ausschluss eventueller Ursachen der Arthrose oder Faktoren, die sie begünstigen können. Hierunter fallen Gewichtsreduktion oder orthopädisches Schuhwerk, um die Gelenkfunktion zu verbessern.
- Krankengymnastische Übungen, Bewegungstherapien, Wasseranwendungen usw., um die Funktion des Gelenks wieder zu verbessern und Haltungsschäden zu korrigieren. Frei nach dem Motto «wer rastet, der rostet». Wichtig ist hierbei eine ärztliche oder krankengymnastische Kontrolle, denn unter Umständen können solche Übungen mehr Schaden anrichten, als Nutzen erzielen. Eine sehr wirksame krankengymnastische Maßnahme ist das so genannte Fingerkneten bei der Fingergelenkspolyarthrose.
- Medikamentöse Schmerztherapie, um die Schmerzen zu reduzieren. Diese sollte aber nie ohne die oben erwähnten Begleitmaßnahmen eingesetzt werden. Auch sollte der Zeitraum, über den die Tabletten eingenommen werden, möglichst kurz sein, nach dem Motto «so lang wie nötig, so kurz wie möglich».

Unter Umständen, wenn die «konservativen» Behandlungsmaßnahmen nicht den erhofften Erfolg bringen, sollte über chirurgische Maßnahmen nachgedacht werden. Diese können vom «korrigierenden» Eingriff bis zum vollständigen Gelenkersatz reichen.

Am Anfang sollten Maßnahmen stehen, die den Patienten in seinem Alltagsleben möglichst wenig beeinträchtigen. Erst wenn alle Möglichkeiten einzelner Therapiestufen ausgeschöpft sind, sollte zur nächsten Therapiestufe übergegangen werden. Unter Umständen ist die Kombination mehrerer Behandlungsformen letztendlich die «richtige» Maßnahme.

Gicht

Was ist Gicht?

Ein altes Sprichwort sagt: «Wer viel isst und trinkt, bekommt Gicht». Das ist nicht ganz richtig. Es stimmt zwar, dass vermehrter Alkoholgenuss und reichhaltiges Essen einen Gichtanfall auslösen können. Die Ursache besteht jedoch in einer Störung des Gleichgewichts zwischen Neubildung und Ausscheidung von Harnsäure (Abb. 4). Die überschüssigen Harnsäure-Kristalle können sich in den Gelenken und an anderen Stellen festsetzen, z.B. in der Haut im Bereich der Ohrmuscheln. Die entstandenen sichtbaren «Beulen» nennt man Gichttophi. Infolge der Ablagerungen von Harnsäure-Kristallen in den Gelenken können akute starke Schmerzen, so genannte Gichtanfälle, ausgelöst werden.

Die Gicht ist eine Stoffwechselerkrankung, bei der Männer häufiger betroffen sind als Frauen. Es gibt primäre Formen, bei denen keine direkte Ursache nachweisbar ist. Die sekundären Formen werden bedingt durch Störungen wie Nierenfunktionseinschränkungen (verminderte Ausscheidung der Harnsäure), Erkrankungen mit vermehrtem Zellumsatz (z.B. Entzündungen mit vermehrtem Anfall von Harnsäure) und andere Systemerkrankungen sowie verschiedene Medikamente, die den Abbau oder die Ausscheidung der Harnsäure beeinflussen.

Symptome der Gicht

Der akute Gichtanfall ist die schmerzhafteste Form aller rheumatischer Erkrankungen. Meistens beginnen die Schmerzen mitten in der Nacht. Typischerweise ist das Großzehen-Grundgelenk (Podagra) betroffen. Das Gelenk ist stark gerötet, geschwollen und extrem schmerzempfindlich. Eine massive Berührungsempfindlichkeit, so dass selbst die Bettdecke nicht mehr zu ertragen ist, ist in der Mehrzahl der Fälle zu beobachten. Andere Gelenke wie z.B. das Kniegelenk (Gonagra), das Ellenbogengelenk oder das Handgelenk können ebenfalls betroffen sein.

Nach den ersten Gichtschüben sind in der Regel noch keine dauerhaften Schäden an den Gelenken sichtbar. Erst nach mehrfachen Gichtattacken kommt es durch die Kristallablagerungen in den Gelenken zu chronischen Entzündungen.

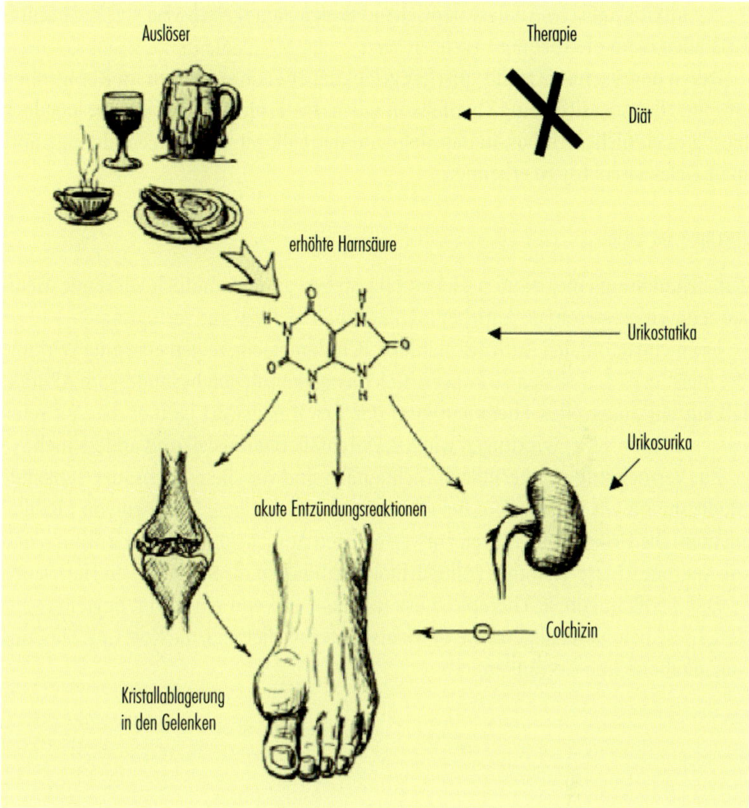

Abb. 4. Entstehung und Therapie der Gicht

Häufig ist die Gicht mit dem Auftreten weiterer Erkrankungen wie z.B. Bluthochdruck, zu hohe Fettkonzentration im Blut (Hypercholesterinämie), Zuckerkrankheit und nicht selten auch mit Nierensteinen verbunden.

Wie kann die Diagnose Gicht gesichert werden?

Ein erhöhter Harnsäure-Wert (Hyperurikämie) im Blut unterstützt die Diagnose Gicht, ist allerdings allein nicht hinreichend. So können bei gesunden Menschen erhöhte Harnsäure-Werte auftreten, ohne dass eine Gicht vorliegt. Im Gegensatz dazu schließen normale Harnsäure-Werte das Vorliegen eines akuten Gichtanfalls nicht aus.

Die mikroskopische Analyse der Gelenkflüssigkeit, mit Nachweis von Harnsäure-Kristallen kann die Diagnose Gicht sichern.

Durch den Nachweis gichttypischer gelenknaher Veränderungen im Röntgenbild ist eine Diagnosesicherung ebenfalls möglich. Im Frühstadium sind diese jedoch häufig noch nicht sichtbar. In der Mehrzahl der Fälle ist im Röntgenbild eine normale Gelenkstruktur zu erkennen.

Therapie der Gicht

Zur Behandlung eines akuten Gichtanfalls stehen antientzündlich wirkende Medikamente (nichtsteroidale Antirheumatika) und Colchizin zur Verfügung.

Die nichtsteroidalen Antirheumatika, z.B. Indometacin, zeigen eine gute Wirkung bei meist geringen Nebenwirkungen. Colchizingaben stellen besonders im Akutanfall ein wirkungsvolles Therapeutikum dar. Erwähnenswert ist hier das Auftreten verschiedener Nebenwirkungen wie z.B. Durchfall, Haarausfall und anders mehr.

Zur Vermeidung eines erneuten Gichtanfalls sind vor allem Harnsäure-senkende Medikamente im Einsatz. Hierbei gibt es zwei verschiedene Gruppen von Medikamenten. Die Urikosurika führen zur vermehrten Ausscheidung von Harnsäure, und die Xanthinoxidase-Hemmer (Allopurinol) vermindern die Synthese von Harnsäure.

Die medikamentöse Therapie muss in jedem Fall von einer Diät begleitet werden. Diese beinhaltet allgemeine Gewichtsreduktion, fleischarme Kost und Meidung von alkoholischen Getränken.

Rheumatoide Arthritis – eine entzündlich bedingte Gelenkerkrankung (Synonym: chronische Polyarthritis)

Was bedeutet rheumatoide Arthritis?

Rheumatoide Arthritis (RA) ist die unter Ärzten gebräuchliche Bezeichnung für eine gelenkschädigende entzündlich-rheumatische Erkrankung, die im Volksmund als das klassische «Gelenk-Rheuma» bezeichnet wird. Früher wurde auch der Begriff «chronische Polyarthritis» verwandt.

Es ist die häufigste entzündlich-rheumatische Erkrankung, an der etwa 1% der Bevölkerung erkranken. Frauen sind zirka dreimal häufiger als Männer betroffen. Die RA kann in jedem Lebensalter, zumeist jedoch um das 4.–5. Lebensjahrzehnt auftreten.

Welche Ursachen gibt es für die Entstehung der rheumatoiden Arthritis?

Die Ursache der RA ist noch nicht völlig geklärt. Man weiß, dass das Immunsystem dabei eine entscheidende Rolle spielt. Das Immunsystem sorgt normalerweise dafür, das alles, was «körperfremd» ist wie z.B. Infektionserreger, unschädlich gemacht wird. Im Falle der entzündlich-rheumatischen Erkrankungen kommt es zu einer Störung des Immunsystems, die dazu führt, dass das Immunsystem verhängnisvollerweise auch «körpereigene» Strukturen als «fremd» ansieht und versucht, diese zu bekämpfen. Der Körper greift sich also selber an. Was diese Fehlsteuerung des Immunsystems verursacht, ist noch nicht völlig klar. Es gibt mehrere Faktoren, die eine Fehlsteuerung begünstigen. Hierzu zählen bestimmte genetische Veranlagungen, weshalb es z.B. Familien gibt, bei denen mehrere Mitglieder Rheuma haben. Auch die Infektion mit bestimmten Krankheitserregern kann die Entstehung von Rheuma begünstigen. Schließlich scheinen Hormone eine wichtige Rolle zu spielen, da es bei der Verteilung der Krankheitshäufigkeit teilweise beträchtliche Unterschiede zwischen Männern und Frauen gibt.

Wenn dieser Prozess der Selbstzerstörung durch das eigene Immunsystem nicht aufgehalten wird, schreitet er meistens unaufhörlich weiter fort. Hierdurch erklärt sich der chronische Verlauf der Erkrankung.

Wieso werden die Gelenke zerstört?

Die RA beginnt im Gelenk. Die Gelenkinnenhaut (Synovialis) stellt normalerweise die «Gelenkschmiere» (Synovia) her. Diese Synovia sorgt erstens für ein reibungsarmes Gleiten und zweitens für die Ernährung des Gelenkknorpels, da die Knorpelzellen keine eigene Gefäßversorgung haben. Durch die oben genannten Fehlregulation kommt es nun zu einer Entzündung der Gelenkinnenhaut, was zur Folge hat, dass zuviel Gelenkschmiere produziert wird. Deshalb kommt es zu einer Schwellung, unter Umständen sogar mit Ergussbildung im Bereich des entzündeten Gelenks, was vom Patienten als sehr schmerzhaft empfunden wird. Außerdem ändert sich durch die Entzündung auch die Zusammensetzung der Gelenkschmiere. Dieses führt zur Verschlechterung der Gleitfähigkeit und zu Ernährungsschwierigkeiten der Knorpelzellen.

Hält die Entzündung weiter an, kommt es zur Wucherung der Gelenkinnenhaut, was Mediziner als «Pannusbildung» bezeichnen. Der Pannus dehnt sich immer weiter aus und wächst in die ihn umgebenden Strukturen ein. Das sind der Knorpel, die Knochen, Sehnen, Schleimbeutel, Sehnenscheiden und Bänder. Diese werden dadurch zerstört, und es kommt zum Funktionsverlust (Abb. 5).

Neben den Gelenken können aber auch Muskeln, Gefäße und innere Organe von der Entzündung angegriffen werden. An dem beschriebenen Entzündungsprozess sind maßgeblich Zytokine beteiligt. Zytokine sind zelluläre Botenstoffe die insbesondere für das Wachstum und die Differenzierung von Zellen von Bedeutung sind. Im Fall der RA findet man in der Gelenkmembran ein großes Netzwerk verschieden wirkender Zytokine. Vorwiegend werden sie in der Gelenkmembran von Monozyten (Fresszellen) und Fibroblasten (Bindegewebszellen) produziert und beeinflussen den Entzündungsprozess, indem sie andere Zellen aktivieren.

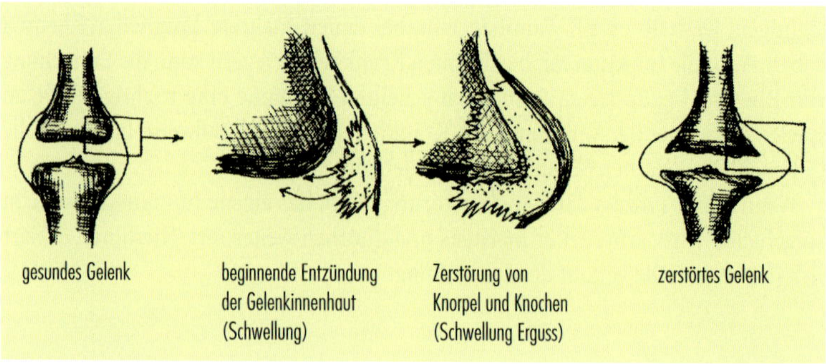

Abb. 5. Der Prozess der Gelenkzerstörung bei RA.

Die Rolle des Immunsystems bei der Krankheitsentstehung

Was ist das Immunsystem?

Jeder menschliche Organismus besitzt ein Schutz- und Abwehrsystem, welches ihn gegenüber äußeren Einflüssen schützt. Dieses Schutzsystem des Menschen wird Immunsystem genannt. Schon zu Beginn des 20. Jahrhunderts fand man heraus, dass Zellen eine große Rolle bei der Abwehr von Erregern spielen. Das Immunsystem ist normalerweise in der Lage, zwischen «körperfremd» und «körpereigen» zu unterscheiden. Die wichtigste Funktion besteht darin, Infektionen abzuwehren und entartete Zellen abzubauen. Unser Immunsystem erscheint nahezu perfekt. Doch kann es durch bisher ungeklärte Ursachen zu Störungen kommen, wie wir sie bei Autoimmunerkrankungen sehen. Bei diesen Erkrankungen werden körpereigene Bestandteile vom Immunsystem als körperfremd eingestuft und bekämpft. Bei der Vermittlung der Abwehrprozesse besitzen so genannte Zytokine eine Schlüsselrolle.

Was sind Zytokine?

Zytokine sind Botenstoffe von Zellen die einen Informationsaustausch zwischen den Zellen möglich machen. Sie werden von bestimmten Zellen produziert und gelangen zu einer entsprechenden Zielzelle. Diese besitzen wiederum Bindungsstellen an der Zelloberfläche, an denen die Zytokinmoleküle binden können. Infolgedessen wird ein Signal ins Zellinnere vermittelt, welches in der Zielzelle verarbeitet wird und zu einer bestimmten Antwort der Zielzelle führt.

Welche Zytokine sind bei der RA wichtig?

An der Krankheitsentstehung der RA sind eine Reihe entzündungsstimulierender (entzündungsfördernder) Zytokine beteiligt. Spezielle Immunzellen (T-Zellen), die durch noch nicht näher identifizierte Antigene stimuliert werden, spielen hierbei eine wichtige Rolle. Sie führen dazu, dass Zellen, die sich innerhalb des Gelenks befinden, zur Synthese entzündungsfördernder Interleukine angeregt werden. Ein bedeutende Rolle spielen dabei der Tumornekrosefaktor-α (TNF-α), Interleukin-1 und Interleukin-6. Sie können in deutlich erhöhter Konzentration in der Gelenkflüssigkeit von entzündeten Gelenken nachgewiesen werden. Infolge dieser entzündungsfördernden (proinflammatorischen) Zytokine werden Synovialfibroblasten (Gelenk-Bindegewebszellen), Osteoklasten (knochenabbauende Zellen) und Chondrozyten (Knorpelzellen) dazu angeregt, gelenkzerstörende Faktoren zu aktivieren. Neben TNF-α und Interleukin-1 spielen viele andere Zytokine eine bedeutende Rolle im Entzündungsprozess der RA. Hervorzuheben aus dieser Vielfalt sind –

neben den «Hauptzytokinen» TNF-α und Interleukin-1 – Interleukin-6, Interleukin-8 und GM-CSF. TNF-α und Interleukin-1 kommt eine zentrale Rolle zu, da sie die Produktion mehrerer anderer Zytokine regulieren können.

Was sind die Aufgaben von TNF-α, Interleukin-1 und Interleukin-1-Rezeptor-Antagonist (IL-1-Ra)?

TNF-α und Interleukin-1 bewirken im rheumatischen Gelenk die Vermehrung von Fibroblasten (Bindegewebszellen) und das Einwandern von weißen Blutkörperchen. Infolgedessen kommt es zur Bildung weiterer Zytokine und Stoffwechselprodukte, die für die Schmerzen und Schwellungen des Gelenks verantwortlich sind. Dies führt letztendlich zu Knorpel- und Knochenschäden. TNF-α scheint bei der RA für den Entzündungsprozess und Interleukin-1 für die Knorpelzerstörung und den Knochenabbau verantwortlich zu sein. Normalerweise wird Interleukin-1 vom IL-1-Ra (natürlicher Gegenspieler von Interleukin-1) reguliert. Bei der RA ist dieses Gleichgewicht massiv gestört, so dass die zerstörende Wirkung von Interleukin-1 überwiegt.

Wie verläuft eine rheumatoide Arthritis?

Der Verlauf einer RA kann sehr variieren. Sie kann aus völliger Gesundheit heraus auftreten oder sich durch Vorboten, beispielsweise allgemeines Krankheitsgefühl wie bei schwerer Grippe mit Gelenk- bzw. Muskelschmerzen, ankündigen. Häufig ist eine Morgensteifigkeit der Gelenke anzutreffen. Typisch für eine RA ist der symmetrische Befall der kleinen Fingergelenke wobei jedoch die Endgelenke ausgespart werden (Abb. 6). Die Gelenke schwellen an, sind überwärmt und sehr schmerzempfindlich, woraus natürlich auch die verminderte Beweglichkeit resultiert. Grundsätzlich können aber alle Gelenke von der RA betroffen sein, was z.B. an den Halswirbelgelenken sehr gefährlich werden kann.

Da neben den Gelenken auch die dem Gelenk benachbarten Strukturen angegriffen werden, kann es z.B. zu Nervenstörungen kommen. Typisch ist hier die Beeinträchtigung eines Nervs, der vom Unterarm in die Hand zieht, um dort den Daumen, Zeige- und Mittelfinger zu versorgen. Ist dieser Nerv durch die Entzündung irritiert, kommt es zum so genannten Carpaltunnel-Syndrom, das durch einen brennenden Schmerz im Bereich der Finger oder durch Kribbeln gekennzeichnet ist.

Es gibt RA-Patienten, deren Gelenke kontinuierlich durch die Entzündung angegriffen und schließlich zerstört werden. Bei dem überwiegenden Teil der RA-Patienten gibt es jedoch Phasen mit starker Entzündungsaktivität, die sich mit Phasen niedrigerer Krankheitsaktivität abwechseln. Weil es sich um eine chronische Erkrankung handelt, kommt sie unbehandelt praktisch nie zum Stillstand. Die Phasen hoher Aktivität werden auch als «Schübe» bezeichnet, Mediziner sprechen auch von einem schubweisen Verlauf. Mit welcher Stärke und Dauer ein Schub verläuft, ist von Patient zu Patient verschieden. Im schlimmsten Fall (der glücklicherweise nur selten vorkommt) schreitet die Entzündung solange fort, bis die Gelenke komplett zerstört sind, was unter Umständen zu bizarren Fehlstellungen führt. Der Arzt spricht dann von einer «ausgebrannten» RA.

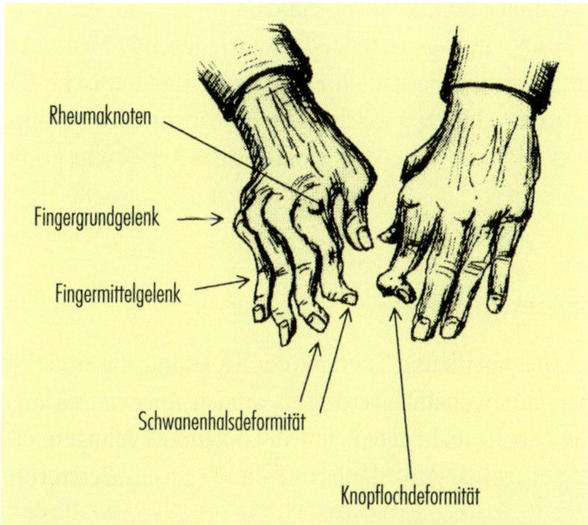

Abb. 6. RA:
a Befallsmuster der Hände

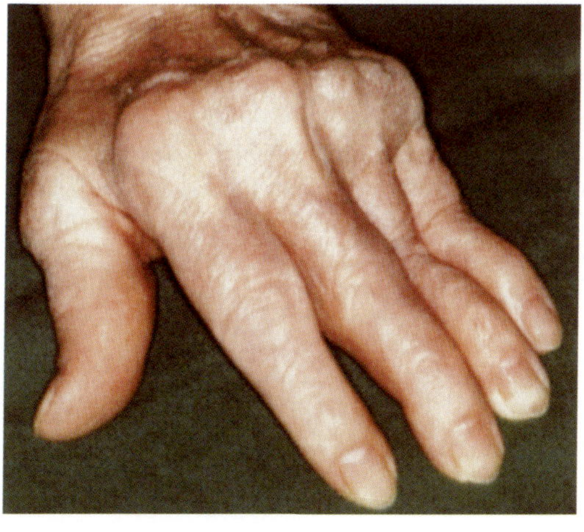

b klinisches Bild.

Wie stellt der Arzt Rheuma fest?

Die Diagnose der RA wird aus vielen Bausteinen zusammengesetzt. Die Ärzte haben dafür einen Katalog mit verschiedenen Kriterien entwickelt. Zu diesen Kriterien zählen bestimmte klinische Befunde, z.B. welche Gelenke vorwiegend betroffen sind, Laborbefunde wie den Rheumafaktor und Entzündungsparameter oder bestimmte für die RA typische Veränderungen im Röntgenbild. Je mehr Kriterien gefunden werden, desto wahrscheinlicher wird die Diagnose. Der im Blut nachweisbare Rheumafaktor ist ein Eiweißstoff, der vom Immunsystem gebildet wird. Der Rheumafaktor als einziger auffälliger Befund reicht jedoch nicht aus, um die Diagnose einer RA zu stellen. So konnte gezeigt werden, dass auch gesunde Menschen über 60 Jahre Rheumafaktoren im Blut haben, ohne dass eine rheumatische Erkrankung vorliegt. Hieraus wird ersichtlich, wie schwierig es manchmal sein kann, die richtige Diagnose zu stellen und dass dabei die Erfahrung des Arztes eine große Rolle spielt.

Wie sind die Behandlungsmöglichkeiten heute?

Durch die Fortschritte bei der Diagnostik und Therapie der RA konnte die Situation der RA-Patienten in den letzten Jahren deutlich verbessert werden. Aber eine richtige Ausheilung der RA ist derzeit (noch) nicht möglich. Jedoch kann es gelingen, das Fortschreiten der Erkrankung erheblich zu verlangsamen und schwere Zerstörungen zu verhindern.

Physiotherapie mit physikalischen Anwendungen und krankengymnastischen Übungen

Bei den physikalischen Anwendungen kommen Kälte- und Wärmebehandlung in Abhängigkeit von der Krankheitsaktivität, Stromanwendungen oder Bäder zum Einsatz und führen meist zu einem schmerzlindernden oder auch entzündungshemmenden Effekt. Die gymnastischen Übungen sind unerlässlich, um die Gelenke beweglich zu halten. Begleitend erfolgt oft noch eine Ergotherapie, die darauf ausgerichtet, ist Übungen durchzuführen und Hilfsmittel anzubieten, die das selbstständige Erledigen häuslicher Tätigkeiten unterstützen.

Tab. 1. Medikamentöse Therapie

– Nichtsteroidale Antirheumatika: Acetylsalicylsäure (Aspirin), Indometacin, Diclofenac, Piroxicam, selektive COX2-Hemmer (Celecoxib, Rofecoxib)
– Kortison: Methylprednisolon, Prednisolon
– Biologika: Anti-TNF-α, IL-1-Ra

Medikamentöse Therapie

Bei der medikamentösen Therapie muss man folgende Präparategruppen voneinander unterscheiden (Tab. 1):

Nichtsteroidale Antirheumatika
Gebräuchliche Präparate sind Diclofenac, Ibuprofen, Indometacin, Piroxicam und viele mehr. Diese sind Kortison-freie Medikamente, die entzündungshemmend wirken und eine gute schmerzlindernde Wirkung haben. Welches Präparat am besten wirkt, muss von Patient zu Patient entschieden werden. Wie bei jedem Medikament, das Wirkung zeigt, kann es auch zu Nebenwirkungen kommen. Die wichtigste ist die Entstehung von Magengeschwüren, weshalb über die dauerhafte Einnahme nur durch den Arzt entschieden werden sollte. Zur Verbesserung der Magenverträglichkeit gibt es auch ein Präparat, bei dem Diclofenac mit einem die Magenschleimhaut schützenden Medikament (Misoprostol) in Kombination gegeben wird. Die selektiven COX2-Hemmer (Refecoxib, Celecoxib) sind neue Medikamente dieser Wirkstoffgruppe mit einer deutlich besseren Magenverträglichkeit. Nichtsteroidale Antirheumatika verhindern jedoch auf Dauer nicht die Zerstörung der Gelenke, sondern verbessern nur die Symptome, z.B. den Schmerz.

Glukokortikoide
Glukokortikoide (z.B. Prednisolon, Methyl-Prednisolon) sind Hormone, welche der Körper auch selbst herstellt. Sie wirken ganz hervorragend entzündungshemmend (noch stärker als die nichtsteroidalen Antirheumatika), können aber auch, bei Langzeittherapie in hoher Dosierung, zu Nebenwirkungen führen. Die wichtigsten sind: Entkalkung des Knochens (Osteoporose), Blutzucker-Erhöhung, Blutdruck-Steigerungen, Hautveränderungen, Gewichtszunahme sowie grauer und grüner Star. Daher sollte die Glukokortikoidtherapie genau geplant und für jeden Patient individuell festgelegt werden.

Da eine Langzeiteinnahme von Glukokortikoiden die körpereigene Produktion dieser lebenswichtigen Hormone unterdrücken kann und die Produktion nach Absetzen der Therapie nur langsam wieder in Gang kommt, ist es wichtig, die Therapie sehr langsam «auszuschleichen», um dem Körper genug Zeit zu lassen, die Produktion wieder anzukurbeln.

Basistherapeutika

Die Basistherapeutika gehören verschiedenen Wirkstoffklassen an und dienen dazu, die Entzündung und die Gelenkzerstörung bei der RA aufzuhalten.

Dabei werden Medikamente verwendet, welche die Immunabwehr des Körpers gegen sich selbst unterdrücken. Hierzu zählen Gold, Methotrexat, Azathioprin, Sulfasalazin, Cyclosporin A und in seltenen Fällen auch Cyclophosphamid. Mit ein Therapie sollte man beginnen, sobald die Diagnose gesichert ist. Der Wirkungseintritt dieser Medikamente dauert meist mehrere Wochen, wobei Basitherapeutika keine direkte schmerzlindernde Wirkung besitzen. Daher wird zur Überbrückung bis zum Wirkungseintritt oft eine entzündungshemmende und schmerzlindernde Therapie mit Glukokortikoiden und nichtsteroidalen Antirheumatika begleitend eingesetzt. Alle Basistherapeutika machen wegen ihrer möglichen Nebenwirkungen regelmäßige Arztbesuche und Kontrollen erforderlich, um diese frühzeitig zu erkennen und zu vermeiden.

Biologika

Neu hinzugekommen sind in den letzten Jahren weitere Therapieformen, die direkt an den Botenstoffen angreifen, die die Entzündung vermitteln. Zu nennen sind z.B. Anti-TNF-α und IL-1-RA). Durch wesentliche Fortschritte in der zell- und molekularbiologischen Forschung ist es in den letzten Jahren immer besser gelungen, die Entstehungsmechanismen bestimmter Autoimmunerkrankungen aufzudecken und zu verstehen. Die Rolle des Immunsystems und die Bedeutung bestimmter körpereigener Botenstoffe (Zytokine), die daran beteiligt sind, konnten mehr und mehr bestimmt werden. Wie oben beschrieben, spielen eine Reihe von Interleukinen eine besondere Rolle bei der Krankheitsentstehung der RA. Dank der Gentechnik und der Biotechnologie können so zum Teil auch körpereigene biologische Substanzen hergestellt werden, die gezielt die Schlüsselbotenstoffe bei der Krankheitsentstehung der RA hemmen und so zu einer deutlichen Reduktion der Entzündung beitragen.

Orthopädisch-chirurgische und andere Therapien

Bei einigen Fällen ist ein chirurgisches Vorgehen notwendig. Hierzu gehören Maßnahmen wie die Entfernung der Gelenkinnenhaut, von der die Entzündung ja ausgeht. Heutzutage kann man diese Gelenkhaut mit einer Arthroskopie, also einer Gelenkspiegelung, entfernen. Das ist wenig belastend für die Patienten. Mit kleinsten Schnitten und Scheren kann man über das Arthroskop in das Gelenk hineingelangen und die Gelenkhaut entfernen. Eine weitere Therapiemöglichkeit für hartnäckige, durch Medikamente nicht zu beeinflussende Gelenkentzündungen ist die Radiosynoviorthese. Hier wir mittels eines nuklearmedizinischen Verfahrens ebenfalls die Gelenkhaut so verändert, dass eine weitere Entzündungsentstehung verhindert wird.

Sonderformen der rheumatoiden Arthritis

- *Felty-Syndrom:* Hierbei handelt es sich um eine Sonderform der RA, die neben dem Gelenkbefall bei positiven Rheumafaktoren mit einer Vergrößerung der Milz und einer Erniedrigung der Konzentration weißer Blutkörperchen einher geht. Es ist eine sehr seltene Form, die nur bei 1% der langjährigen und schweren Verläufe der RA auftritt.
- *Palindromer Rheumatismus:* Hierbei kommt es in unterschiedlich lang auftretenden Intervallen zu Gelenkentzündungen, die in der Regel 1–4 Tage anhalten.
- *Adultes Still-Syndrom* (Erwachsenenform eines normalerweise kindlichen Rheumas): Dieses ist gekennzeichnet durch Gelenkentzündungen in Kombination mit systemischen Beschwerden wie Fieber, generalisierter Lymphknotenschwellung, Hautausschlag und anderes mehr.

Patientenbericht – B.Z.

Im September 1982 veränderte sich mein eigenes Leben und das meiner Familie gravierend: Ich erkrankte akut, sozusagen über Nacht, schwer an RA, auch chronische Polyarthritis genannt. Nie zuvor war ich, abgesehen von einer Lungenentzündung (Pneumonie) als Siebenjährige, ernsthaft krank gewesen. Jetzt geriet ich völlig unvorbereitet hinein in einen Strudel aus rasenden Schmerzen, panischer Angst, Verzweiflung, Tränen, lähmender Hilflosigkeit. Der Gedanke, jemals wieder ein lebenswertes, erträgliches, gar zuversichtliches und fröhliches Leben zu führen, war damals für mich unvorstellbar. Rückblickend möchte ich sagen, dass es vor allem die ersten 5 Jahre meiner Erkrankung waren, die unsere Familie etliche Male bis an die Grenzen physischer und psychischer Belastbarkeit führten. Monatelange Klinikaufenthalte, ständiger Wechsel zwischen zaghafter Hoffnung und tiefem Seelenfall nach fehlgeschlagener Therapie; für meinen Mann Mehrfachbelastung durch Dienst, Vaterrolle und Haushaltsbetreuung; Schock für unseren Sohn, der so plötzlich durch meine Erkrankung einen Teil seiner unbeschwerten behüteten Kindheit verlor; zusätzlich Schock für mich, als ich erfahre, dass ich berentet werde. Ein Stück Lebensaufgabe, Lebensqualität gehen mir verloren. Hinzu gesellen sich anfänglich finanzielle Sorgen. Rheuma in seiner Auswirkung ist eine immens teure Krankheit, nicht nur für die Renten- und Krankenkassen, sondern in erster Linie auch für die Betroffenen selbst. Gottlob schafften wir es immer wieder, kamen irgendwie zurecht.

Unmerklich zunächst, aber doch unaufhaltsam wird das Rheuma im Laufe der Jahre zum täglichen Begleiter. Ich lerne, um Hilfe zu bitten und sie anzunehmen, mutig mit Niederlagen umzugehen, geduldig zu sein, überstehe etliche Operationen in den nächsten Jahren, trainiere nach und nach mein Schmerzmaß hoch, absolviere *täglich* die immens wichtigen Gymnastikübungen und lese mich «schlau» bezüglich meiner RA. Ich informiere mich regelmäßig über Forschungsergebnisse, werde Mitglied in der Rheumaliga, kommuniziere oft mit erkrankten Mitmenschen und kann 1987 ein Ehrenamt in einem nahe gelegenen Altenpflegeheim annehmen.

Irgendwann begreife und akzeptiere ich, dass das Rheuma ein Teil meines Seins ist und bleiben wird. Ich erfahre beglückend, dass mein Kopf viel Macht über meinen oftmals gequälten Körper ausüben kann, wenn ich es nur inbrünstig genug will.

Sehr viel Kraft schöpfe ich bis zum heutigen Tag aus meinen täglichen Gebeten. Ich freue mich heute über jede erträgliche Minute und sage: «Danke», wenn ein schlechter, anstrengender Tag wieder einmal bewältigt wurde.

Ich bin neugierig auf das Leben und hoffe, dass es trotz Allem noch viel Schönes bereithält! Vielleicht liegt noch ein körperlich mühsamer, qualvoller Weg vor mir, aber ich will und werde ihn gehen, mutig, kämpferisch, geduldig, gemeinsam mit Ärztinnen, Ärzten, Schwestern, Verwandten, Freunden, Mitmenschen, Therapeuten und vor allem mit den beiden Menschen, die ich auf der Welt am meisten liebe, meinen Ehemann und unseren Sohn!

Spondylarthropathien, einschließlich Morbus Bechterew

Der Morbus Bechterew (ankylosierende Spondylitis) ist eine chronisch-entzündliche Erkrankung vorwiegend des Achsenskeletts, d.h. der Wirbelsäule und der großen Gelenke des Beckens (Kreuzdarmbeingelenke). Benannt wurde die Erkrankung nach einem russischem Arzt der diese Erkrankung zum ersten Mal in aller Ausführlichkeit beschrieb.

Im Verlauf dieser Erkrankung kommt es zu knöchernen Umbauvorgängen, die bei einem schweren Verlauf zu einer schrittweisen Versteifung der Wirbelsäule führen können.

Vorkommen und Ursachen des Morbus Bechterew

Die Häufigkeit dieser Erkrankung beträgt zwischen 0,1 und 0,5% der Bevölkerung, wobei Männer etwas häufiger betroffen sind. Der Erkrankungsbeginn liegt in der Regel vor dem 40. Lebensjahr mit einem Häufigkeitsgipfel im 3.Lebensjahrzehnt.

Die Ursache dieser Erkrankung ist noch weitgehend unklar, allerdings besteht ein deutlicher Zusammenhang mit einem bestimmten genetischen Merkmal, dem *HLA-B27*, das bei über 90% der Patienten nachweisbar ist. Dieses Merkmal kodiert für einen Oberflächenbestandteil der Körperzellen, der im Prozess der spezifischen Immunantwort (Erkennung und Abwehrreaktion von körperfremden Stoffen wie Bakterien) eine Rolle spielt. Aus umfangreichen klinischen Untersuchungen und experimentellen Studien weiß man, dass bakterielle Infektionen ursächlich an der Entstehung dieser entzündlichen Erkrankung beteiligt sein können. Diese Infektionen können möglicherweise eine nachfolgende Entzündungs- und Immunreaktion provozieren. Eine mögliche Erklärung für diese fehlgeleitete Immunantwort gegen körpereigene Strukturen als Auslöser der Entzündungsprozesse könnte die Ähnlichkeit von Bakterienmerkmalen und Zellstrukturen (HLA-B27-Marker) sein.

Welche Symptome treten beim Morbus Bechterew auf?

Die Erkrankung beginnt häufig mit Kreuzschmerzen wechselnder Seitenlokalisation mit typischerweise starker Intensität in der zweiten Nachthälfte und den frühen Morgenstunden. Die Beschwerden sind stärker nach Ruhephasen (mühsames, schmerzhaftes Aufstehen) und bessern sich nach Bewegung. Die Schmerzen können ähnlich den Ischiasbeschwerden in das Gesäß und die Kniekehlen ausstrahlen.

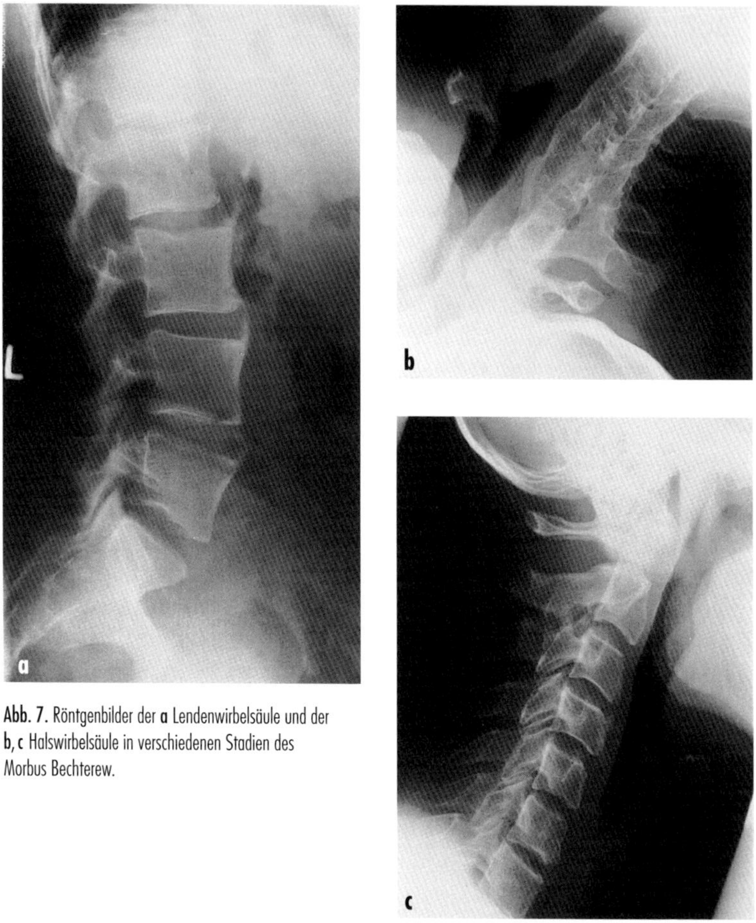

Abb. 7. Röntgenbilder der **a** Lendenwirbelsäule und der **b, c** Halswirbelsäule in verschiedenen Stadien des Morbus Bechterew.

Weiterhin klagen die Patienten über eine vermehrte Steifigkeit insbesondere der unteren Brustwirbelsäule und Lendenwirbelsäule. Der Wirbelsäulenbefall schreitet im weiteren Krankheitsverlauf häufig auf die benachbarten Abschnitte fort (Abb. 7). Im Spätstadium der Erkrankung kann es zu einer völligen Versteifung der Wirbelsäule durch die Verknöcherung der Wirbelgelenke und des Bandapparats kommen. In diesem Stadium findet man das charakteristische Bild des Bechterew-Patienten mit der steifen Brust- und Lendenwirbelsäule und der starken Halsvorneigung. Die resultierende Starre des Brustkorbs kann zu erheblichen Einschränkungen der Atembewegungen führen.

Weitere charakteristische Krankheitszeichen können Fersenschmerz als Ausdruck entzündlicher Veränderungen an den Sehnen und Bändern (Enthesiopathien), Schmerzen im Bereich der Gelenke des Brustbeins oder Entzündungen weiterer Gelenke sein. In manchen Fällen kann es zu einer Krankheitsbeteiligung anderer Organsysteme (extraartikuläre Manifestationen) wie z.B. relativ häufig der Augen (Uveitis) und sehr selten des Herz- und Gefäßsystems (Gefäßentzündung der Aorta) sowie der Lunge kommen. Der Verlauf der Erkrankung ist häufig schubförmig; milde Verlaufsformen (insbesondere bei Frauen) mit geringer Aktivität und stagnierenden Beschwerden sind möglich.

Diagnosesicherung des Morbus Bechterew

Hilfreiche diagnostische Ergebnisse sind neben dem laborchemischen Nachweis von Entzündungszeichen und des genetischen Merkmals *HLA-B27* und dem fehlenden Nachweis des Rheumafaktors besonders die Röntgenuntersuchung der Wirbelsäule und der Kreuzdarmbeingelenke. Denn auf diese Weise lässt sich der mit Morbus Bechterew verbundene charakteristische knöcherne Umbau der Gelenke und Bänder eindrucksvoll nachweisen, die im Endstadium das Bild der so genannten «Bambusstab-Wirbelsäule» bieten. Besonders empfindliche Verfahren zur Erfassung früher Krankheitszeichen sind die CT- und die MRT-Untersuchung.

Therapie

Eine ursächliche Therapie der Entzündung der Wirbelsäule (Spondylitis) ist leider nicht verfügbar. So richten sich derzeitige Behandlungsmaßnahmen auf die Linderung der Schmerzen und Entzündungen sowie die Verhinderung des Fortschreitens der Verformung und Verknöcherung des Wirbelsäule. Entzündungshemmende Medikamente wie Diclofenac, Indometacin oder Ibuprofen sind dabei die Mittel der Wahl. Die häufigste Nebenwirkung dieser medikamentösen Behandlung ist die Schädigung der Magen-Darm-Schleimhaut, die zu einer Gastritis und Magen-Darm-Geschwüren (Ulcus) mit Blutungsgefahr führen kann. In seltenen Fällen (mit ausgeprägter Gelenkbeteiligung) sind Rheuma-Basismedikamente wie Azulfidine angezeigt. Kortisonpräparate (Prednisolon) werden nur bei hochentzündlichen Fällen eingesetzt. Eine Knochendichte-Minderung (Osteoporose), die sich häufig im Verlauf der Krankheit findet, sollte mit Knochenaufbau-fördernden Medikamenten wie Calciumpräparaten, Vitamin-D-Präparaten und Bisphosphonaten behandelt werden. Ein wesentlicher Bestandteil der Behandlung ist eine Physiotherapie mit Krankengymnastik, lokaler Wärmeanwendung, Massagen und Stromanwendungen.

Eine besonders intensive Anwendung dieser Maßnahmen sowie eine zusätzliche Balneotherapie (Moorbäder, Schwefelquellen) werden im Rahmen einer Kurbehandlung in geeigneten Einrichtungen angeboten. Eine chirurgische Behandlung ist im Wesentlichen auf rekonstruktive oder endoprothetische Maßnahmen bei Gelenkbeteiligung beschränkt. Chirurgische Maßnahmen sind jedoch nur in äußerst seltenen Fällen angezeigt.

Undifferenzierte Spondylarthropathien

Neben dem Morbus Bechterew gibt es eine Gruppe von Erkrankungen mit ähnlicher Krankheitsentstehung und ähnlichem Verlauf. Dazu gehören folgende Krankheitsbilder:

- die reaktive Arthritis (siehe auch «Reaktive Arthritis», S. 31 ff), eine entzündliche Gelenkerkrankung, die im Anschluss an eine bakterielle Infektion der Urogenitalorgane oder des Magen-Darm-Trakts oder der Lunge auftreten kann und einen gutartigen Verlauf hat; eine antibiotische Therapie ist nur bei positivem Bakteriennachweis sinnvoll,
- das Reiter-Syndrom (eine spezielle Verlaufsform der reaktiven Arthritis), eine ebenfalls mit einer bakteriellen Infektion assoziierte Erkrankung mit einer Kombination aus urogenitaler Entzündung, Augenentzündung und Gelenkbeteiligung,
- Arthritiden bei entzündlichen Darmerkrankungen (Morbus Crohn, Colitis ulcerosa),
- Psoriasis arthropathica (siehe auch nachfolgenden Abschnitt), eine im Rahmen der Psoriasis (Schuppenflechte) auftretende Gelenkerkrankung, die auch zu ausgeprägten Gelenkzerstörungen führen kann, insbesondere bei Patienten, die *HLA-B27*-positiv sind, mit Achsenskelettbefall einhergeht und häufig eine Rheuma-Basistherapie notwendig macht.

Psoriasis arthropathica (Arthritis psoriatica, Psoriasisarthritis)

Psoriasis kommt vom griechischen psora was soviel wie Krätze bzw. Räude bedeutet. Medizinisch wird der Begriff Psoriasis für die Hauterkrankung Schuppenflechte genutzt. Arthropatica kommt von arthros und pathos. Arthos bezeichnet in diesem Fall eine Gelenkbeteiligung bei Schuppenflechte und pathos gibt lediglich einen Krankheitszustand an.

Symptome der Psoriasis arthropathica

Bei der Psoriasis arthropathica handelt es sich um eine entzündlich-rheumatische Erkrankung die als Begleiterkrankung einer Schuppenflechte auftreten kann. Zehn bis 20% der Patienten mit einer Schuppenflechte leiden unter einem solchem Gelenkbefall. Oft gehen die Hauterscheinungen den Gelenkbeschwerden um Jahre voraus. Die Psoriasis ist die häufigste Hauterkrankung. Ein bis 2% der Bevölkerung sind betroffen, wobei Männer und Frauen gleichermaßen häufig an einer Psoriasis leiden. Meist tritt die Krankheit zum ersten Mal zwischen dem 15. und 30. Lebensjahr auf.

Bevorzugt von der Arthritis befallen sind die Fingergelenke mit dem typischen Befallsmuster (z.B. alle Gelenke eines Fingers). Andererseits ist der Befall einzelner großer Gelenke oder ein Befall des Achsenskeletts möglich, ohne dass an den Händen Gelenkbeschwerden bestehen.

Diagnostik

Insgesamt auffällig bei dieser Form der Gelenkerkrankung ist, dass klinisch sichtbare und spürbare entzündliche Veränderungen an den Gelenken wie z.B. Schwellungen und Schmerzen nicht unbedingt mit erhöhten Entzündungsparametern im Blut korrelieren.

Radiologisch lassen sich an den erkrankten Gelenken nach längerem Verlauf typische Veränderungen nachweisen. In frühen Stadien sind oft noch keine typischen Veränderungen sichtbar. So nutzt man zum Nachweis gering ausgeprägter entzündlicher Gelenkveränderungen nuklearmedizinische Methoden wie die Skelettszintigraphie. Diese macht es möglich, geringe Entzündungsaktivitäten an den Gelenken bereits frühzeitig darzustellen.

Therapie

Entscheidend bei der Behandlung der Psoriasis arthropathica ist, wie bei allen entzündlich-rheumatischen Erkrankungen, der Einsatz von Krankengymnastik und begleitender physikalischer Therapie, wie sie auch bei der RA zur Anwendung kommen. Die genannten Methoden beeinflussen den Schmerz über antientzündliche Effekte, und mittels Krankengymnastik wird einer Immobilisation und einer daraus resultierenden Verminderung der Muskelkraft vorgebeugt.

Medikamentös stehen eine Reihe antientzündlich wirksamer Medikamente zu Verfügung. Bevorzugt werden nichtsteroidale Antirheumatika eingesetzt, z.B. Diclofenac, Celecoxib und andere mehr. Kortisonpräparate (wie z.B. Prednisolon) sind fast immer ineffektiv und können unter Umständen nach Absetzen der Therapie zu einer Verschlechterung der Haut- und Gelenkbeteiligung führen. So genannte Basismedikamente, welche zu Behandlung der Psoriasis arthropathica eingesetzt werden sind z.B. Methotrexat, Azathioprin oder auch Cyclosporin A. Die Wirkungsweise dieser Medikamente wird im Kapitel «Behandlungsmöglichkeiten bei rheumatischen Grunderkrankungen» (S. 89) erläutert.

Die best mögliche Behandlung der Psoriasis arthropathica auszuwählen, ist nicht immer einfach. In Zusammenarbeit von Patient und behandelndem Arzt können eine optimale Therapie ausgewählt und die Gelenkbeschwerden deutlich verbessert werden.

Mikrobiell bedingte Arthritiden

Reaktive Arthritis

Was bedeutet reaktive Arthritis?

Eine reaktive Arthritis ist eine Gelenkentzündung, die als Reaktion nach einer gelenkfernen Infektion auftritt. Auslösend können bakterielle Infektionen des Darms, der Harn- und Geschlechtsorgane oder der Atemwege sein. Oft wird allerdings der auslösende Infekt nicht bemerkt. Anders als bei bakteriellen, eitrigen Gelenkentzündungen, bei denen massenhaft Bakterien in der Gelenkflüssigkeit zu finden sind, können bei der reaktiven Arthritis keine Erreger aus der Gelenkflüssigkeit isoliert und im Labor angezüchtet werden. Die Bezeichnung reaktive Arthritis ist insofern nicht ganz korrekt, als die Erkrankung sich nicht auf die Gelenke beschränken muss, sondern auch die Haut und Schleimhäute, die Augen und in sehr seltenen Fällen Nieren und Herz betroffen sein können.

Wie kommt es zu einer reaktiven Arthritis?

Eine gelenkferne bakterielle Infektion kann eine immunologische Reaktion des Organismus auslösen, die dann zu einer Gelenkentzündung führt. So kann fern von der ursprünglichen bakteriellen Infektion eine Entzündungsreaktion im Körper (z.B. in einem Gelenk) ausgelöst werden, welche nicht durch Bakterien hervorgerufen ist. Tabelle 2 enthält eine Übersicht der möglichen Erreger.

Die genauen Mechanismen, die zu einer reaktiven Arthritis führen, sind noch unklar. Erst mit der Entwicklung neuer molekularbiologischer Methoden ist es gelungen, bestimmte Bakterien oder Bakterienbestandteile in der Gelenkflüssigkeit oder Gelenkinnenhaut von Patienten mit reaktiver Arthritis nachzuweisen. Man vermutet daher, dass Erreger, die sich nicht mehr vermehren, oder Erregerbestandteile im Gelenk bleiben und dort als «Fremdstoffe» eine Entzündung hervorrufen. Eine wesentliche Rolle spielt dabei ein bestimmter Wirtsfaktor, das so genannte

Tab. 2. Erreger von bakteriellen Infektionen, die zu einer reaktiven Arthritis führen können

Darm	Harn- und Geschlechtsorgane	Atemwege
Yersinien	Chlamydien	Streptokokken
Shigellen	(Ureaplasmen)	Chlamydien
Campylobacter	(Mykoplasmen)	
Salmonellen		

HLA-B27, das bei maximal 65% der Patienten mit reaktiver Arthritis nachweisbar ist. Dieses angeborene Gewebemerkmal beeinflusst die Abwehrreaktion und trägt zur Entstehung der reaktiven Arthritis bei.

Wie häufig ist eine reaktive Arthritis?

Die reaktiven Arthritiden sind weltweit verbreitet. In Deutschland beträgt die Häufigkeit mindestens 0,05%, d.h., 50 von 100 000 Einwohnern erkranken an einer reaktiven Arthritis. Männer und Frauen sind etwa gleich häufig betroffen. Die Mehrzahl der Patienten ist unter 40 Jahre alt. Hat man das Merkmal HLA-B27, so ist das Risiko, an einer reaktiven Arthritis zu erkranken, zwanzigfach höher als bei HLA-B27-negativen Personen. Da das HLA-B27-Merkmal vererbt werden kann, wird auch die Veranlagung vererbt, nach einer Infektion mit einer reaktiven Arthritis zu reagieren. Die Erkrankung selbst ist jedoch nicht vererbbar.

Andererseits haben auch zirka 10–15% der gesunden Normalbevölkerung das HLA-B27-Merkmal, ohne je an einer reaktiven Arthritis zu erkranken. Der Nachweis des HLA-B27-Merkmals allein bedeutet also nicht, dass man auf jeden Fall eine reaktive Arthritis bekommt.

Welche typischen Symptome treten bei einer reaktiven Arthritis auf?

Die reaktive Arthritis tritt meist wenige Tage bis Wochen nach der auslösenden Infektion auf. Typische Symptome solcher Infektionen können z.B. Brennen beim Wasserlassen, häufiges Wasserlassen, Brennen und Ausfluss aus der Harnröhre bzw. der Scheide, Durchfallerkrankungen, Halsschmerzen oder Husten sein. Diese Infektionen können allerdings sehr leicht verlaufen, und nicht immer werden sie bemerkt.

Im Vordergrund der Erkrankung selbst stehen die Gelenkbeschwerden. Dabei können die Symptome von leichten Gelenkschmerzen (Arthralgie) bis zu starken Gelenkentzündungen (Arthritis) variieren. Eine Arthritis liegt vor, wenn neben den Gelenkschmerzen auch eine Gelenkschwellung und -überwärmung vorhanden ist.

Meist sind die «gewichttragenden» Gelenke der unteren Extremität, also Knie- und Sprunggelenke, seltener auch die Hüftgelenke betroffen. Selten sind Schulter-, Ellenbogen- oder Handgelenke befallen. Nur in Ausnahmefällen sind kleine Gelenke (Finger- und Zehgelenke) einbezogen. Im Allgemeinen sind nur ein oder wenige Gelenke betroffen (meist Knie- oder Sprunggelenk), selten sind gleichzeitig mehrere Gelenke entzündet. Manchmal «springt» die Entzündung von einem Gelenk zum anderen. Eine so genannte Polyarthritis, d.h. ein Befall vieler Gelenke gleichzeitig wie bei anderen rheumatischen Erkrankungen, kommt sehr selten vor. In späteren Stadien der Erkrankung können tief sitzende Kreuzschmerzen hinzukommen, die auf eine Entzündung der Kreuzdarmbein-Gelenke hinweisen. Weitere typische Symptome sind Entzündungen im Bereich von Sehnenansätzen (z.B. der Achillessehne), Sehnen oder Sehnenscheiden. Manchmal ist ein ganzer Finger oder Zeh geschwollen. Man spricht dann von einem «Wurstfinger» oder «Wurstzeh». Es können auch Muskelschmerzen vorkommen.

Wie bereits erwähnt, können auch an der Haut und Schleimhaut Symptome auftreten, so z.B. schuppende Hautveränderungen – insbesondere an den Hand- und Fußsohlen –, die an eine Schuppenflechte erinnern. Gelegentlich sind schmerzhafte, rötlich-bläuliche Knoten im Bereich der Sprunggelenke und Unterschenkel (Erythema nodosum) vorhanden. Es können Harnröhren-Entzündungen, Entzündungen der äußeren und inneren Geschlechtsorgane (Eichelentzündung, Prostatitis) oder Harnblasen-Entzündungen mit einer reaktiven Arthritis kombiniert sein.

Im Verlauf einer reaktiven Arthritis können Entzündungen der Augen vorkommen wie z.B. eine Entzündung der Bindehaut (Konjunktivitis), Hornhaut (Keratitis) oder Regenbogenhaut (Iritis/Iridozyklitis). Charakteristische Symptome sind dann Lichtscheu, Schmerzen, Brennen, Rötung und eventuell Sehstörungen.

Eine Sonderform der reaktiven Arthritis ist das *Reiter-Syndrom*. Man versteht darunter das gleichzeitige Auftreten von Gelenkentzündung, Harnröhren-Entzündung und Augenbindehaut-Entzündung.

Wie wird eine reaktive Arthritis diagnostiziert?

An eine reaktive Arthritis muss man denken, wenn bei einem jungen Erwachsenen eine Entzündung eines oder weniger großer Gelenke auftritt. Entzündungen des Knie- oder Sprunggelenks sind relativ typisch für eine reaktive Arthritis, können aber auch bei vielen anderen Gelenkerkrankungen vorkommen. Damit der Arzt feststellen kann, ob jemand an einer reaktiven Arthritis leidet, wird er den Patienten ausführlich befragen, ob bei ihm in der letzten Zeit (vor wenigen Tagen bis Wochen) eine Blasen- oder Harnröhren-Entzündung, eine Durchfallerkrankung oder ein Atemwegsinfekt aufgetreten ist. Wenn dies der Fall ist, kann die Diagnose relativ schnell gestellt werden. Wie bereits erwähnt, kann allerdings eine Infektion auch unbemerkt geblieben sein. Dann müssen zur sicheren Diagnosestellung Laboruntersuchungen durchgeführt werden. Leider gibt es keinen «Goldstandard». Ist ein Gelenk so stark geschwollen, dass man durch eine Punktion Gelenkflüssigkeit gewinnen kann, wird diese untersucht. Das Wichtigste ist hierbei, eine bakterielle (eitrige) Infektion des Gelenks auszuschließen.

In weiteren Untersuchungen versucht man dann, die verursachenden Bakterien direkt an ihrem Eintrittsort nachzuweisen, z.B. in Abstrichen aus der Harnröhre, dem Nasen-Rachen-Raum oder im Stuhl, was jedoch nur selten gelingt. Meist sind z.B. Darmkeime zum Zeitpunkt der Gelenkentzündung nicht mehr im Stuhl nachweisbar.

Ein weiterer wichtiger «Mosaikstein» bei der Diagnose der reaktiven Arthritis ist der Nachweis von Abwehrstoffen (Antikörpern) gegen den auslösenden Erreger. Bei einer Infektion bildet der Organismus Antikörper, die in der Regel im Blut nachweisbar sind. Mit verschiedenen Testsystemen versucht man daher, Antikörper gegen mögliche eine reaktive Arthritis auslösende Erreger zu bestimmen. Anders als bei dem direkten Erregernachweis an der Eintrittsstelle weist ein positiver Antikörperbefund allerdings nur darauf hin, dass der Patient in letzter Zeit bestimmten Bakterien ausgesetzt war. Der auslösende Erreger selbst wird mit dem Antikörpernachweis nicht erfasst. Ein weiteres Problem des Antikörpernachweises besteht darin, dass die Antikörper nach der Infektion bestehen bleiben und auch nach Infektionen auftreten können, die mit der aktuellen Gelenkerkrankung nicht in Zusammenhang stehen. So findet man auch in 5–10% der gesunden Bevölkerung, bei Chlamydien sogar bei bis zu 80% der erwachsenen Bevölkerung entsprechende Antikörper. Ein positiver Antikörperbefund beweist daher nicht die aktuelle Infektion und kann nur in Zusammenhang mit den klinischen Symptomen beurteilt werden.

Außerdem werden das HLA-B27-Merkmal sowie allgemeine Entzündungswerte wie die Blutsenkungsgeschwindigkeit und das C-reaktive Protein bestimmt. In Ultraschall- und Röntgenuntersuchungen der betroffenen Gelenke wird das Ausmaß der Entzündung bestimmt.

Therapie

Medikamentöse Therapie

Da, wie eingangs erwähnt, die Symptome von leichten Gelenkschmerzen bis zu starken Gelenkentzündungen variieren können, muss auch die Therapie an die jeweiligen Beschwerden angepasst werden. Für die medikamentöse Therapie kommen in erster Linie nichtsteroidale Antirheumatika wie z.B. Diclofenac, Indometacin oder Ibuprofen in Frage. Diese Medikamente haben neben ihrer schmerzstillenden Wirkung auch einen entzündungshemmenden Effekt, so dass die meisten Patienten unter dieser Therapie beschwerdefrei werden. Bei schweren, auf nichtsteroidale Antirheumatika nicht ausreichend ansprechenden Verläufen kann eine kurzzeitige Therapie mit Kortison (einem sehr stark entzündungshemmenden, körpereigenen Hormon) notwendig sein. Kortison kann auch direkt in das entzündete Gelenk gespritzt werden, wenn zuvor eine bakterielle Gelenkinfektion ausgeschlossen wurde.

Liegt eine Augenbeteiligung, insbesondere eine Regenbogenhaut-Entzündung (Iritis) vor, muss der Augenarzt hinzugezogen werden. Nur eine sofortige Therapie verhindert spätere Sehstörungen.

Wenn es gelungen ist, den auslösenden Erreger der reaktiven Arthritis nachzuweisen, z.B. Chlamydien, wird eine kurzzeitige antibiotische Therapie verordnet. Da Chlamydien durch Sexualkontakt übertragen werden, muss auch der Partner behandelt werden, um eine erneute Infektion zu vermeiden. Antibiotika haben zwar auf die aktuelle Arthritis keinen Einfluss, dienen aber dazu, den Erreger an der Eintrittspforte zu beseitigen und damit das Risiko späterer Rückfälle zu verringern.

Entwickelt sich eine chronische Arthritis, d.h. halten die Beschwerden längere Zeit an, kann eine Therapie mit so genannten Basistherapeutika wie Sulfasalazin oder Methotrexat erforderlich sein.

Allgemeine Maßnahmen

Zusätzlich zur medikamentösen Therapie kann durch physikalische Maßnahmen eine Besserung der Beschwerden erreicht werden. Im Akutstadium sollte vor allem Kältetherapie (Kaltluft, «Kryopacks») angewendet werden. Es kann eine kurzzeitige Entlastung des betroffenen Gelenks notwendig sein. Gipsverbände sind jedoch sehr schädlich. Während dieser Zeit sollten Bewegungsübungen zum Erhalt der Muskelkraft und zur Vermeidung von Sehnenverkürzungen (Kontrakturen) durchgeführt werden. In chronischen Stadien sind aktive Bewegungsübungen der betroffenen Extremitäten sehr wichtig, um Gelenkfehlstellungen und Abbau der Muskulatur zu vermeiden. Unterstützend können Wärmebehandlung oder Ultraschall angewendet werden, die die Durchblutung des Gewebes verstärken und die schmerzhafte Verspannung der Muskulatur verringern. Bei besonders hartnäckigen Verläufen der Erkrankung besteht die Möglichkeit, die entzündete Gelenkinnenhaut operativ zu entfernen (arthroskopische oder operative Synovektomie).

Ist eine reaktive Arthritis heilbar?

Reaktive Arthritiden sind keine lebensbedrohlichen Erkrankungen. Obwohl der Beginn dramatisch sein kann, heilen sie normalerweise aus und verursachen in der Regel keine dauerhaften Gelenkschäden. Reaktive Arthritiden haben grundsätzlich eine günstigere Prognose als die meisten anderen entzündlich-rheumatischen Erkrankungen.

Die mittlere Erkrankungsdauer beträgt 6 Monate. Allerdings können sich bei etwa 20% der Patienten chronische Arthritiden (Gelenkentzündungen), Arthralgien (Gelenkschmerzen), Sehnenprobleme oder Rückfälle entwickeln, wobei Patienten, die neben der Arthritis auch Entzündungen der Harn- und Geschlechtsorgane oder eine Augenbeteiligung hatten, besonders betroffen sind.

Manchmal besteht noch Jahre nach einer reaktiven Arthritis eine gewisse «Wetterfühligkeit» der Gelenke und der Wirbelsäule.

Eine Sonderform der reaktiven Arthritis: Morbus Whipple

Bei Morbus Whipple handelt sich um eine seltene, bakteriell induzierte Darm- und Multisystemerkrankung, bei der häufig eine Gelenkbeteiligung begleitend auftritt. Der auslösende Erreger heißt *Tropheryma whippelii*. Zu den klassischen Symptomen des Morbus Whipple gehören Störungen der Resorption von Nahrungsstoffen im Darm, Durchfall und Gewichtsverlust.

Die Gelenksymptomatik kann den Darmbeschwerden um Jahre vorausgehen. Typisch sind akut einsetzende, sehr schmerzhafte Gelenkbeschwerden mit Befall weniger oder auch mehrerer Gelenke. Die Diagnose kann nur durch eine Dünndarmbiopsie und dortigem Erregernachweis gestellt werden. Therapeutisch werden Antibiotika verabreicht.

Infektiöse Arthritis – eine wichtige Differentialdiagnose

Bei der infektiösen Arthritis (bakterielle Arthritis, septische Arthritis) handelt es sich um eine eitrige Gelenkentzündung, die durch verschiedene Erreger ausgelöst werden kann. Die Erreger können über den Blutweg oder bei Verletzung oder Gelenkinjektionen auf direktem Weg in das betroffene Gelenk gelangen. Klinisch findet sich ein sehr schmerzhaftes, gerötetes, überwärmtes, geschwollenes Gelenk, welches in seiner Funktionsfähigkeit deutlich eingeschränkt ist. Der Nachweis einer infektiösen Arthritis erfolgt durch den direkten Erregernachweis, welcher nur mittels Gelenkpunktion erfolgen kann. Da eine infektiöse Arthritis sich in die Umgebung ausdehnen kann und infolge der Entzündung Knochengewebe und Gelenke zerstört werden können, aber auch eine Streuung der Erreger über die Blutbahn möglich ist, ist es notwendig, so rasch wie möglich die Diagnose zu sichern und die entsprechende Therapie einzuleiten. Entsprechend dem Erreger, werden gezielt Antibiotika eingesetzt; begleitend erfolgt eine Spülung und eine Ruhigstellung des Gelenks.

Lyme-Borreliose

Die Lyme-Borreliose ist eine entzündliche Systemerkrankung, die durch die von Zecken übertragene, zur Gruppe der Spirochäten gehörige Bakterium *Borrelia burgdorferi* verursacht wird. Am häufigsten beteiligt sind die Haut, die Gelenke sowie das zentrale und periphere Nervensystem. Aber auch Augen, Leber und Herz können betroffen sein. Diagnostik und Therapie dieser komplexen Erkrankung stellen den behandelnden Arzt oft vor große Probleme.

Erreger

In Europa sind drei humanpathogene (d.h. den Menschen krank machende) Bakterien-Stämme von *Borrelia burgdorferi* sensu lato bekannt – *Borrelia burgdorferi* sensu stricto, *Borrelia garinii* und *Borrelia afzelii*. Es gibt wissenschaftliche Hinweise darauf, dass diese drei Stämme zu unterschiedlichen Organmanifestationen der Lyme-Borreliose führen (so genannter Organotropismus). Die Borrelien werden durch infizierte Schildzecken (*Ixodes ricinus*) während der Blutmahlzeit auf den Menschen übertragen.

Welche typischen Symptome treten bei der Lyme-Borreliose auf?

Der Verlauf der Lyme-Borreliose wird üblicherweise in drei klinische Stadien eingeteilt. Allerdings kann diese Stadieneinteilung nur eine ungefähre Orientierung geben, da die Erkrankung in jedem Stadium erstmalig auftreten kann und Manifestationsformen verschiedener Stadien nebeneinander bestehen können. Nur ein Drittel aller Patienten erinnert einen Zeckenstich und/oder eine Wanderröte (Erythema migrans). Einen Überblick über die klinischen Stadien gibt Tabelle 3.

Tab. 3. Klinische Stadien der Lyme-Borreliose

Stadium	Betroffenes Organ	Krankheitsbild
I		Wanderröte (Erythema migrans) «Sommergrippe»-ähnliches Krankheitsbild
II	Haut	Lymphadenosis cutis benigna (gutartige Lymphschwellung)
	Nerven	Hirnhaut-/Hirnentzündung (Meningitis/Enzephalitis) Hirnnerven-Lähmung (z.B. des Gesichtsnerven) Nervenwurzel-Entzündung (Radikulitis, Meningopolyneuritis)
	Herz	Herzentzündung (Karditis) Reizleitungsstörungen (AV-Block)
	Bewegungsapparat	Muskel- und Gelenkschmerzen (Myalgien/Arthralgien) Gelenkentzündungen (Arthritiden)
III	Haut	Acrodermatitis chronica atrophicans (Hautatrophie)
	Nerven	Nervenschädigung (periphere Neuropathie)
	Bewegungsapparat	Gelenkentzündungen (Arthritiden) Muskelentzündungen (Myositiden)

Wie wird die Diagnose einer Lyme-Borreliose gesichert?

Auch bei der Lyme-Borreliose erfolgt die Diagnosestellung in erster Linie aufgrund von Krankengeschichte und körperlichem Untersuchungsbefund. Bei entsprechendem klinischen Verdacht wird die Diagnostik durch den Nachweis von Borrelienantikörpern und eventuell auch durch den Nachweis des Erregers oder von Erregerbestandteilen untermauert.

Frühe (IgM-)Antikörper sind etwa 2–4 Wochen nach dem Auftreten der Wanderröte und späte (IgG-)Antikörper dann nachfolgend nachweisbar. In den meisten Laboratorien wird heute ein ELISA als Suchtest und ein Western-Blot als Bestätigungstest durchgeführt. Folgende Probleme treten bei der serologischen Diagnostik auf:

- Wegen fehlender Standardisierung sind die Tests der verschiedenen Laboratorien untereinander häufig nicht vergleichbar.
- Der serologische Nachweis von Antikörpern kann insbesondere in Spätstadien nicht sicher zwischen einer aktiven und einer abgelaufenen Infektion unterscheiden, da auch klinisch Gesunde eine Borrelieninfektion durchgemacht haben können und die Antikörper noch Jahre nach der Erkrankung nachweisbar sind (so genannte Serumnarbe). Somit sind die serologischen Befunde nur in Zusammenhang mit einer entsprechenden klinischen Symptomatik zu bewerten.
- Der Verlauf der Antikörpertiter lässt nur in einigen Fällen Rückschlüsse auf den Therapieerfolg zu. Vornehmlich die Titer der IgG-Antikörper fallen nur sehr langsam ab und bleiben oft niedrigtitrig weiterhin nachweisbar.
- Durch mikrobiologische Kulturen lassen sich Borrelien auch aus der Haut oder dem Gehirnwasser anzüchten und nachweisen. Aus den Gelenken ist das nicht möglich.

Die Polymerase-Kettenreaktion (PCR) ermöglicht es, Erreger-DNA (Erbsubstanz) direkt in den verschiedensten klinischen Materialien (Urin, Nervenwasser, Gewebe, Gelenkpunktat) hoch empfindlich und spezifisch nachzuweisen. Durch die extrem hohe Empfindlichkeit der Methode ist diese aber mit dem Problem falsch-positiver Ergebnisse aufgrund von Verunreinigungen behaftet. Andererseits schließt ein negatives PCR-Ergebnis die Diagnose einer Lyme-Borreliose nicht aus, da sie nur eine begrenzte «Trefferquote» hat.

Therapie

Von einer vorbeugenden (prophylaktischen) Antibiotikagabe nach Zeckenstich ist bis zum Vorliegen neuer Studien abzuraten. Menschen, die jeden Sommer mehrfach von Zecken gestochen werden (z.B. viele Förster), müssten sonst über viele Wochen hinweg Antibiotika einnehmen.

Frühe Krankheitsstadien (Erythema migrans, Lymphadenosis cutis benigna, unspezifische Krankheitssymptome) werden mit Antibiotika (z.B. Tetrazyklinen/ Doxycyclin) in Tablettenform über einen Zeitraum von mindestens 14 Tagen (bis zu 4 Wochen) behandelt. Kinder, die jünger als 9 Jahre sind, und Erwachsene mit Tetrazyklinunverträglichkeit können mit dem Antibiotikum Amoxicillin (einem Penicillinpräparat) behandelt werden. Die Antibiotika Cefuroxim und Azithromycin sind Mittel der zweiten Wahl und werden z.B. bei Penicillinunverträglichkeit eingesetzt.

Bei den systemischen und späten Krankheitsstadien sollten nur unkomplizierte Fälle ausschließlich mit Tabletten behandelt werden. Mittel der Wahl sind auch hier Tetrazykline, wobei eine Behandlungsdauer von 30 Tagen nicht unterschritten werden sollte. Im Allgemeinen werden die späten Krankheitsstadien jedoch intravenös behandelt, um eine ausreichend hohe Wirkkonzentration des Antibiotikums zu erreichen. Mittel der Wahl sind hier Antibiotika wie Ceftriaxon (Rocephin®) und Cefotaxim (Claforan®) über einen Zeitraum von 2–3 Wochen. Bei schweren Verlaufsformen z.B. einer chronischen Lyme-Borreliose kann sich an die intravenöse Behandlung noch eine Therapie mit Tabletten (Tetrazykline wie oben) für mindestens 30 Tage anschließen. Der endgültige Therapieerfolg kann erfahrungsgemäß oft erst mehrere Wochen (bis zu 3 Monate) nach Ende der Behandlung beurteilt werden.

Ausblicke in zukünftige Therapieansätze

Ein wirksamer Impfstoff gegen die Lyme-Borreliose steht gegenwärtig im europäischen Raum noch nicht in Aussicht. In den USA sind die Voraussetzungen günstiger, da dort bisher nur ein Genotyp (eine Bakterienuntergruppe), nämlich *Borrelia burgdorferi* sensu stricto bekannt ist. In Europa kommen, wie oben beschrieben, drei verschiedene Genotypen vor, die sich erheblich voneinander unterscheiden. Aus diesem Grund gestaltet sich die Entwicklung eines wirksamen Impfstoffs hier ungleich schwieriger.

Patientenbericht – D.B.

Ich berichte im Folgenden von meiner Borreliose-Erkrankung, die mich 3 Jahre lang so stark befallen hatte, dass ich schließlich wegen Gehunfähigkeit und permanenter schwerer Kopfschmerzen verbunden mit andauernder Schlaflosigkeit meinen Hochschullehrer-Beruf aufgeben musste.

Es begann 1991 mit einer auffälligen runden Hautrötung am linken Knie. Um meinen Verdacht auf Borreliose überprüfen zu lassen, ging ich zu meinem Hausarzt. Er empfahl mir eine symptomatische Behandlung und, falls keine Besserung eintreten sollte, wieder zukommen. Nach relativ kurzer Zeit hatte sich die Hautrötung, nach anfänglicher Vergrößerung, ringförmig aufgelöst. Da ich während der ganzen Zeit keine Beschwerden hatte, war der Vorfall für mich beendet.

Im Herbst 1992 wurde meine Gehfähigkeit durch ein schmerzendes, geschwollenes, linkes Kniegelenk stark eingeschränkt. Der Orthopäde bescheinigte mir eine altersbedingte Arthrose und behandelte, nach erfolgter Kernspintomographie, mit Punktion, Stickstoffkühlung und Diclofenac. Dies führte zu einer zeitweiligen Besserung. Kurze Zeit später setzten Gelenkbeschwerden auch im linken Fußgelenk und permanente Kopfschmerzen ein. Diese machten eine Schmerztherapie erforderlich.

Im Frühling 1993 hatte ich wieder heftige Kniegelenk-Beschwerden. Eine vorgeschlagene Operation wurde von mir abgelehnt. Es folgte eine tischtennisballgroße Schwellung im linken Ellenbogengelenk. Die permanenten Kopfschmerzen führten neben den Gelenkbeschwerden zu starken Konzentrations- und Schlafstörungen. Die Gelenkschmerzen dauerten, mit wechselnder Gelenkbeteiligung der linken Körperhälfte, das ganze Jahr an und wurden mit Kortison und Diclofenac behandelt.

Im Frühjahr 1994 bekam ich eine äußerst schmerzhafte Arthritis im linken Handgelenk. Während einer Notbehandlung in einer Erste-Hilfe-Station äußerte ich erneut meinen Verdacht auf eine Borreliose-Infektion. Diese Vermutung konnte bei einer nachfolgenden Untersuchung bestätigt werden. Eine Therapie mit Rocephin wurde begonnen. Die Behandlung vertrug ich nur sehr schlecht (Übelkeit, Erbrechen, Durchfall). Die Schwellung des Handgelenks war zurückgegangen, die Gelenkschmerzen und die Kopfschmerzen blieben jedoch bestehen.

Daher wurde der Verdacht auf einer Therapieresistenz gestellt. Dies beunruhigte mich sehr.

Infolge der vielen Krankschreibungen konnte ich nun auch meinen beruflichen Verpflichtungen nicht mehr nachkommen. Da mir von ärztlicher Seite keine günstige Verlaufsprognose für meine Erkrankung gegeben werden konnte, habe ich schließlich den vorzeitigen Ruhestand wegen dauernder Dienstunfähigkeit beantragt.

Im Verlauf des Jahres 1995 habe ich versucht, die Schmerzen durch eine Immun- und eine anschließende Neuraltherapie zu lindern. Fast ohne Erfolg.

Eine letzte Hoffnung war, mich in einer auf Borrelien spezialisierten Klinik vorzustellen. So stellte ich mich 1995 in einer spezialisierten Einrichtung vor, in der meine Borrelien-Erkrankung nochmals bestätigt wurde. Da die Rocephin-Therapie bei mir zu keinem Erfolg geführt hatte, wurde bei mir ein Erregertyp von *Borrelium burgdorferi* vermutet, der Rocephin-unempfindlich ist. Daher wurde ein anderes Antibiotikum gewählt und eine Calforan-Intervall-Therapie durchgeführt. Als Reaktion auf die Injektion hatte ich jeweils etwa 1–2 h starken Schüttelfrost.

Nach dieser Behandlung war ich zum ersten Mal seit 4 Jahren wieder fast kopfschmerzfrei! Die Gelenkbeschwerden in den Beinen und den Armen haben sich kontinuierlich zurückgebildet. Nach einem kurzem Rückfall, der sich in starken Schulterschmerzen (rechts) äußerte und mit Doxycyclin behandelt wurde, gingen sowohl die Schwellungen der Kniegelenke als auch die Schmerzen in Fuß- und Handgelenk weiter zurück.

Ich kann heute die Kniegelenke normal belasten und sogar wieder in geringem Maße kniende Tätigkeiten ausüben. Wie sehr ich dafür dankbar bin, kann nur nachempfinden, der wie ich über viele Jahre hinweg durch eine Borreliose-Erkrankung bis an den Rand seiner physischen Existenz gebracht worden ist.

Kollagenosen

Der Begriff «Kollagenose» wurde 1942 von Paul Klemperer geprägt. Die Kollagenose vereint als Oberbegriff eine Reihe systemischer entzündlicher Erkrankungen, die das Bindegewebe befallen. Das gemeinsame Merkmal aller unter diesem Begriff zusammengefassten Erkrankungen ist der zugrunde liegende Autoimmunprozess und der daraus resultierende Zerfall des Bindegewebes.

Zu den Kollagenosen im engeren Sinne zählen der systemische Lupus erythematodes (SLE), die progressive systemische Sklerodermie (PSS), die Dermato-/Polymyositis, die Mischkollagenose (MCTD), die undifferenzierte Kollagenose (UCTD) und das Sjögren-Syndrom.

Systemischer Lupus erythematodes

Lupus erythematodes ist eine rheumatische Erkrankung, die jeden Menschen befallen kann. Junge Frauen erkranken jedoch etwa neunmal häufiger als junge Männer. Der SLE ist eine ernste Erkrankung. Unter regelmäßiger ärztlicher Kontrolle und konsequenter Therapie ist für die Patienten meist ein nahezu normales Leben ohne Einschränkung der Lebenserwartung möglich.

Lupus» (lat.) bedeutet auf deutsch «Wolf» und wurde früher von Ärzten für die verschiedenen Ausschläge und Geschwüre im Gesicht benutzt, die einem Wolfsbiss ähnlich sein sollten.

Vor zirka 100 Jahren fand man heraus, dass es zwei Arten von Lupus erythematodes gibt: Zum einen den SLE, der verschiedene Teile des Körpers einschließlich der inneren Organe befallen kann und meist mit einer milden Gesichtsrötung einher geht, und zum anderen den kutanen Lupus erythematodes, der sich vorrangig an der Haut manifestiert und keine inneren Organe befällt. Die Hautmanifestation äußert sich oft als ausgeprägte Gesichtsrötung in Schmetterlingform (so genanntes Schmetterlingserythem, Abb. 8) und wird vom Hautarzt behandelt. Ein Übergang von der Hautform (kutane Form) in die systemische Form ist sehr selten.

1948 gelang es Ärzten der Mayo-Klinik (Rochester, MN, USA) einen Bluttest zu entwickeln, der es erstmals ermöglichte, unklare Schmerzen ohne erkennbare Ursachen einer Krankheitsgruppe zuzuordnen. Dieser Test war der so genannte LE-Zell-Test; heute gibt es zahlreiche modernere Laborverfahren, um die Diagnose eines SLE zu sichern.

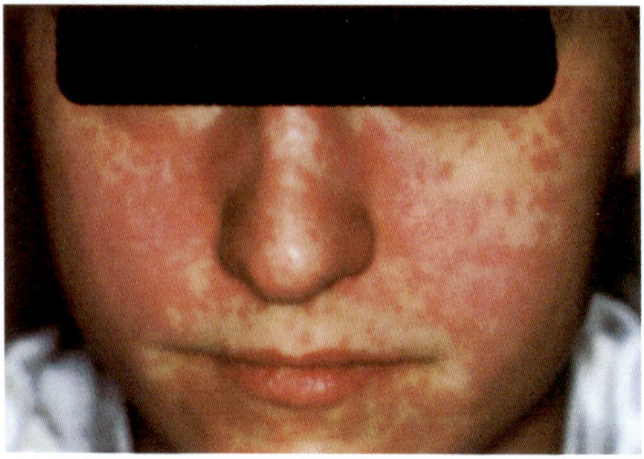

Abb. 8. Typisches Gesichtserythem beim SLE.

Ursachen

Niemand kennt die genaue Ursache des SLE. Offensichtlich ist es ein Zusammenspiel aus genetischen und hormonellen Faktoren, Umwelteinflüssen und noch unbekannten Ursachen, welche zu einer Störung des Immunsystems führen. Normalerweise schützt das Immunsystem uns vor schädlichen «Eindringlingen». Dieses System besteht aus verschiedenen weißen und anderen Blutzellen, die in Lymphgefäßen und im Blut zirkulieren. Diese Zellen erkennen fremde Mikroorganismen und helfen, diese zu zerstören. Beim SLE ist das Immunsystem gestört. Es identifiziert fälschlicherweise körpereigene Stoffe als fremd und zerstört sie.

Bei Vorliegen eines SLE lassen sich verschiedene so genannte Autoantikörper (Proteine, die körpereigenes Gewebe binden können) im Blut finden. Gelangen Autoantikörper in die Haut, können sie zu den unterschiedlichsten Hautveränderungen führen. Sie können auch durch Anlagerung an die Gefäßwände der versorgenden Gefäße der Niere, der Lunge, der Gelenke und sogar des Gehirns zu Funktionsbeeinträchtigungen führen. Erfreulicherweise haben die meisten Organe eine enorme Selbstheilungskraft. Deshalb ist nach einer Entzündung, hervorgerufen durch Autoantikörper, häufig eine weitgehend vollständige Ausheilung ohne dauerhaften Gewebeschaden möglich.

Weltweite Verbreitung

Lupus erythematodes ist eine weltweit auftretende Krankheit. Bei genauerer Betrachtung fallen in bestimmten Regionen Häufungen auf (z.B. erkrankt 1 von 250 jamaikanischen Frauen an Lupus erythematodes, im Gegensatz zu nur 1 unter 4000 Frauen in Neuseeland).

Gibt es eine Zunahme der Erkrankung?

Diese Frage ist sehr schwer zu beantworten, da heute durch immer sensiblere Bluttests auch sehr milde Formen der Erkrankung diagnostiziert werden können, die vor einigen Jahren noch gar nicht entdeckt worden wären. Vermutlich liegt daher nur ein scheinbarer Krankheitsanstieg vor.

Symptome

Wie bereits erwähnt, erkranken Frauen häufiger als Männer an einem SLE. Das Verhältnis Männer:Frauen ist 1:9. Ein SLE kann in jedem Alter auftreten, jedoch ist eine Ersterkrankung vor der Pubertät und nach der Menopause sehr selten. Die Erkrankung kann akut oder schleichend beginnen, so dass sie erst nach Jahren diagnostiziert wird.

Der SLE hat eine Vielzahl von unterschiedlichen Erscheinungsbildern und kann vielen Erkrankungen ähneln; deshalb ist die Diagnosestellung für den Arzt oft nicht leicht und gelingt häufig erst dem Spezialisten.

Die Symptome des SLE können im Verlauf zu- oder abnehmen. Zeiten ohne Symptome, die über Monate, ja sogar Jahre anhalten, sind möglich.

Während eines Schubs sind grippeähnliche Symptome wie Fieber, Müdigkeit, Abgeschlagenheit, Kopfschmerzen, Muskel- und Gelenkschmerzen sehr häufig. Oft tritt eine Gesichtsrötung auf. Bei der Ersterkrankung werden diese Beschwerden von den Patienten als Grippesymptome missgedeutet. Diese Patienten suchen daher zunächst keinen Arzt auf.

Organmanifestationen

Haut

Verschiedene Hauterscheinungen können auftreten. Allergien sind häufig (eine Penicillinallergie kann z.B. auftreten, bevor Lupus erythematodes diagnostiziert wurde).

Über die Hälfte der Patienten haben eine Rötung (Erythem) auf beiden Wangen. Nur bei einer Minderzahl findet sich das typische Schmetterlingerythem über beiden Wangen und die Nase. Punktförmige rote Hauterscheinungen an den Fingern, Zehen und Ellbogen deuten auf eine Entzündung der kleinen Gefäße hin. Ist die Blutzirkulation zeitweise gestört, kommt es vor allem bei Kälteeinwirkung zu einer weißlichen oder bläulichen Verfärbung und zu einem Kribbeln der Finger. Dieses Phänomen heißt *Raynaud-Phänomen*. Vereinzelt kann das Raynaud-Phänomen auch bei sonst gesunden Menschen beobachtet werden. Patienten mit Raynaud-Phänomen wird empfohlen, Kälte zu meiden bzw. Fäustlinge zu tragen. Oft besteht zusätzlich eine starke Sonnenempfindlichkeit mit raschem Auftreten eines Sonnenbrands nach Sonnenlicht-Einwirkung.

Haare

Während eines SLE-Schubs ist häufig ein Haarausfall zu beobachten. Die Haare wachsen jedoch, sobald die Krankheit erfolgreich therapiert ist, meist wieder vollständig nach. Das gilt nicht für den umschriebenen Haarausfall.

Patienten, die an SLE erkrankt sind, sollten beim Auftreten von vermehrtem Haarausfall einen Arzt aufsuchen, da sich so eine erhöhte Krankheitsaktivität anzeigen kann.

Gelenke

Die Schmerzen beim SLE können über den gesamten Bewegungsapparat verteilt sein. Im jugendlichen Alter werden sie oft als Wachstumsschmerzen fehlgedeutet. Wachstumsschmerzen sind allerdings meist auf die Beine begrenzt. Der SLE schädigt nur sehr selten direkt die Gelenke. Gelegentlich kann es jedoch zu Gelenkschwellungen oder Fehlstellungen kommen.

Weitere Symptome

Die Entzündung durch die schädigenden Antikörper kann das gesamte Gefäßsystem des Körpers befallen. Ein Befall der Venen führt zu einer Venenentzündung (Thrombophlebitis) und zum Auftreten von Blutgerinnseln (Thromben), die durch Schmerzen gekennzeichnet sind. Punktförmige Hautrötungen deuten auf einen Befall der kleinen Arterien oder eine Verminderung der Blutplättchen hin.

Die Häute des Herzens und der Lunge (Perikard und Pleura) sind ebenfalls häufig befallen, wobei der Patient als Symptom einen starken, stechenden Schmerz im Brustkorb oder im Rücken bei tiefer Einatmung verspürt. Auch kann es zu Flüssigkeitseinlagerungen zwischen den Herz- oder Lungenhäuten kommen. Dies bedarf einer sofortigen Therapie, um eine Herz- bzw. Lungenschädigung zu vermeiden.

Auch das Nervensystem – Gehirn, Rückenmark und periphere Nerven – kann betroffen sein. Symptome können hierbei sein: Depressionen, Kopfschmerzen und seltener Krampf- oder Schlaganfälle und Lähmungserscheinungen. Diese Symptome sprechen meist gut auf eine Therapie an.

Niere

Die Niere ist eines der wichtigsten Organe des Körpers. Sie hat die Aufgabe, die Abfallprodukte des Körpers aus dem Blut zu filtern. Ein Nierenschaden führt deshalb zu einer Anhäufung von giftigen Abfallprodukten im Blut. Beim SLE kommt es durch zwei Komponenten zur Nierenschädigung. Zum einen setzen sich die Autoantikörper in dem feinen Filtersystem fest, und zum anderen kommt es zu entzündlichen Veränderungen an den Blutgefäßen der Nieren. Daraus ergeben sich folgende Symptome: 1. der Nierenfilter wird durchlässiger, und große Moleküle wie z.B. Eiweiße (Proteine) können in den Urin gelangen. Sichtbar wird das durch das Auftreten von schaumigem Urin. 2. der Blutdruck steigt, und 3. giftige Substanzen, die normalerweise ausgeschieden werden, sammeln sich im Blut an. Oft kann die Niere befallen sein, ohne dass der Patient etwas bemerkt. Eine Punktion der Niere wird häufig notwendig, um das genaue Ausmaß der Nierenschädigung beurteilen zu können und die entsprechende Therapie einzuleiten.

Spezielle Probleme

Empfängnisverhütung

Da große Schwankungen im Hormonhaushalt, speziell der Östrogene, mitverantwortlich für die Auslösung von SLE gemacht werden, wird Patientinnen mit SLE zur Verhütung eine Pille empfohlen, die nur Progesteron bzw. zusätzlich nur eine sehr niedrige Östrogendosis enthält. Am günstigsten ist jedoch die Anwendung von nichthormonellen kontrazeptiven Maßnahmen wie Kondomen oder auch der Spirale. Verschiedene Medikamente in der SLE-Therapie können zu Schäden am ungeborenen Kind führen und erfordern daher unter Therapie eine Empfängnisverhütung.

Schwangerschaft

Viele Frauen mit SLE hatten eine Schwangerschaft ohne Komplikationen. In der aktiven Krankheitsphase oder, wenn die Krankheit schwer zu kontrollieren ist, ist von einer Schwangerschaft abzuraten. Wenn die Krankheit nicht aktiv ist und die Patientin sich wohl fühlt, treten normalerweise keine Schwierigkeiten auf, und es besteht kein erhöhtes Risiko eines Krankheitsschubs oder ein Risiko für das ungeborene Kind. Kurz nach der Entbindung steigt das Risiko für einen erneuten Krankheitsschub. Dennoch sollte ein Schwangerschaftswunsch sorgfältig zusammen mit dem Arzt besprochen werden, da hier individuelle Besonderheiten eine Rolle spielen.

Während der Schwangerschaft sollten bestimmte Medikamente gemieden werden. Kortisongaben (Prednisolon, Urbason) sind normalerweise kein Problem in der Schwangerschaft, da sie nur in seltenen Ausnahmefällen zu Schädigungen am Fetus führen.

Nach der Geburt/passive Übertragung der Krankheit auf das Kind

Der Grund für das gehäufte Auftreten eines SLE-Schubs im Wochenbett oder in der Zeit nach einem Spontanabort ist nicht geklärt. In einigen Fällen kommt es in dieser

Zeit sogar zur Erstmanifestation eines SLE. Daher wird auch bei einem nichtaktiven SLE in der Zeit nach der Geburt eine engmaschige ärztliche Kontrolle empfohlen.

Der SLE ist eine Erkrankung, die nicht von der Mutter auf das Kind übertragen wird. Trotzdem können beim Kind zwei Abnormalitäten auftreten: In den ersten Lebenstagen kann es zu einem harmlosen Gesichtserythem kommen, welches meist nach wenigen Tagen ohne Behandlung verschwindet. Die zweite Abnormalität ist ernster. Dabei handelt es sich um einen stark verlangsamten Puls, hervorgerufen durch eine Überleitungsstörung der elektrischen Impulse vom Vorhof zur Kammer des Herzens. Diese Abnormalität wird als kongenitaler Herzblock bezeichnet. Dieser Herzblock kann schon vor der Geburt diagnostiziert werden. So ist die sofortige Versorgung des Babys mit einen Herzschrittmacher nach der Geburt eventuell notwendig, mit dem das Kind ein ganz normales Leben führen kann. Beide Komplikationen treten häufiger bei Patientinnen auf, bei denen Ro-Antikörper im Serum vorhanden sind.

SLE in der Kindheit

Der SLE kann auch Kinder befallen. Selten ist das Auftreten vor dem 5. Lebensjahr. Meist ist die Diagnose schwer. Oft fällt in der Krankengeschichte ein «rheumatisches Fieber» auf, wodurch die Kinder einige Zeit bettlägerig waren, oder Gelenkbeschwerden, die häufig als juvenile rheumatoide Arthritis fehlgedeutet werden. Im Allgemeinen treten bei Kindern die gleichen Symptome wie bei den Erwachsenen auf.

SLE und Alter

Der SLE beginnt fast immer vor dem 40. Lebensjahr. Mit steigendem Alter werden die SLE-Symptome immer milder. Die Ursachen hierfür sind unbekannt, sind jedoch möglicherweise im veränderten Hormonhaushalt zu sehen. Nach dem 50. Lebensjahr gibt es nur selten einen aktiven SLE.

Bei einigen Patienten fällt nach einiger Zeit nur noch ein so genanntes sekundäres Sjögren-Syndrom auf. Das Sjögren-Syndrom wurde nach einem skandinavischen Arzt benannt, welcher als erster das gemeinsame Auftreten von trockenen Augen, trockenem Mund und Gelenkschmerzen beschrieb. Ursache für die trockenen Augen und den trockenen Mund sind eine Störung der Funktion der Tränen- und Speicheldrüsen. Tränenersatzflüssigkeit und häufiges Trinken können diese Symptome erheblich lindern.

Ist SLE vererbbar?

Die Vererbung spielt zwar eine Rolle bei der Ausbildung dieser Erkrankung, ist aber nicht der alleinige Faktor. Es ist sehr selten, dass Kinder von SLE-Müttern auch diese Krankheit entwickeln.

Lupus erythematodes durch Medikamenteneinnahme
Eine spezielle Form des Lupus erythematodes kann durch bestimmte Medikamente hervorgerufen werden. Diese Form des Lupus erythematodes klingt nach Absetzen der Medikamente vollständig ab. Eine weitere Therapie ist nicht erforderlich. Daher ist es notwendig, den Arzt über die Medikamenteneinnahme in den letzten 12 Monaten vor Auftreten der ersten Symptome zu informieren. Bei dieser Form des Lupus erythematodes lassen sich spezielle Autoantikörper, so genannte Histon-Antikörper, im Blut finden.

Was ist von alternativen Therapien wie Akupunktur zu halten?
Akupunktur kann oft, nicht auch zuletzt durch den Glauben an Heilung, Schmerzen stark beeinflussen. Gegen einen Therapieversuch mit Naturheilverfahren bei gleichzeitiger Basistherapie ist nichts einzuwenden. Jedoch sollte nicht zu viel Hoffnung in die alternative Medizin gelegt werden, da die alleinige naturheilkundliche Therapieanwendung eine aktiven Erkrankungszustand nicht aufhalten oder eindämmen kann. Die dort verwendeten Medikamente besitzen keinen ausreichenden immunsuppressiven Effekt, um eine Autoimmunerkrankung in ihrer Aktivität zu reduzieren. Zu warnen ist jedoch vor Behandlungen zur «Stimulation des Immunsystems» beispielsweise mit Eigenblut oder Thymusextrakten, oder dem Absetzen der immunsuppressiven Therapie, da hierdurch schwere (unter Umstanden tödliche) Schübe einer Erkrankung ausgelöst werden können.

Diagnostische Laboruntersuchungen

Zu Beginn der Erkrankung sind eine Reihe von Untersuchungen nötig, um die Krankheit und den Befall einzelner Organsysteme zu erkennen. Die weiteren Kontrollen im Verlauf dienen zur Überwachung des Therapieerfolgs. Zu diesen Untersuchungen gehören Blutuntersuchungen, Urinuntersuchungen, Röntgenuntersuchungen, Funktionstests von Herz und Lunge und – falls nötig – Gewebeproben (Biopsien) einzelner Gewebe (z.B. Niere, Haut, Gelenke). Diese Biopsien werden unter Lokalanästhesie durchgeführt und verursachen nur geringe Schmerzen.

Therapie des SLE

Es ist leider heute noch nicht möglich, den SLE zu heilen. Das Ziel der Behandlung ist es, Schmerzen, Entzündungen und Organveränderungen so weit wie möglich einzudämmen, um den betroffenen Patienten ein nahezu normales Leben zu ermöglichen.

Es ist nicht notwendig, auf Hobbies oder Arbeit zu verzichten, wenn sich die Patienten bei der Ausübung wohl fühlen. Vielmehr helfen Freizeitbeschäftigungen und das Pflegen gesellschaftlicher Kontakte, eine positive Einstellung im Umgang mit der Erkrankung zu bekommen. Oft wird die Frage nach einer bestimmten Diät gestellt. Die Antwort ist nicht einfach. Generell wird eine ausgewogene und vitaminreiche Kost und die Vermeidung von Übergewicht empfohlen.

Sonnenlicht verstärkt in vielen Fällen die Beschwerden. Viele Patienten klagen über eine Sonnenempfindlichkeit und das rasche Auftreten eines Sonnenbrands schon nach kurzem Aufenthalt in der Sonne. Daher ist vor direktem Sonnenlicht zu warnen und im Urlaub eine Sonnenschutzcreme mit sehr hohem UV-Filter empfehlenswert.

Es gibt eine Vielzahl von Medikamenten, die auf verschiedene Weise wirken. Sie beeinflussen zum Teil mehr die Schmerzen, zum Teil mehr die Grunderkrankung und werden für jeden Patienten individuell nach seinem Befinden und seinen Organmanifestationen ausgesucht. Die Auswahl und die Aufklärung über die Wirkungsweise der ausgewählten Medikamente erfolgt durch den behandelnden Rheumatologen.

Von den vielen zur Verfügung stehenden Medikamenten soll hier auf die am häufigsten zum Einsatz kommenden Therapeutika, die Kortison-Präparate, dessen bekanntester Vertreter das Prednisolon ist, eingegangen werden. Kortison ist an der Regulation des Kohlenhydratstoffwechsels beteiligt, beeinflusst den Eiweiß- und Fettstoffwechsel und wird wegen seiner antientzündlichen Wirkung bei der Therapie des SLE eingesetzt. Leider ist es bis jetzt noch nicht gelungen, ein Kortisonpräparat herzustellen, welches ausschließlich antientzündliche Wirkungen besitzt. Daher ist es bei der Kortisontherapie das Ziel, über einen möglichst kurzen Therapiezeitraum hochdosiertes Kortison zu geben und bei der Dauertherapie die niedrigste Dosis zu finden, um durch eine möglichst geringe Dosierung die Nebenwirkungen bei höchst möglichem Therapieeffekt so gering wie möglich zu halten. Nebenwirkungen des Kortisons sind Gewichtszunahme, Blutzucker-Erhöhung, Knochendichte-Verlust (Osteoporose), psychische Veränderungen und erhöhte Infektanfälligkeit.

Patientenbericht – P.B.

Seit etwa 1987, ich war damals 31 Jahre alt, traten bei mir in regelmäßigen Abständen stets die gleichen Beschwerden auf.

Ich würde sie als grippeähnliche Beschwerden bezeichnen: erhöhte Temperatur, Gelenk- und Gliederschmerzen, Mattigkeit, Kraftlosigkeit und ständige Müdigkeit.

Im Gesicht zeigten sich gleichzeitig Hauterscheinungen, besonders im Stirn-, Wangen- und Nasenbereich. Anfänglich hielten diese Beschwerden immer nur kurzzeitig an, so dass ich auch meinem Beruf ungehindert nachgehen konnte. Im Laufe des weiteren Jahres verstärkten sich die Beschwerden. Hand-,

Knie- und Fußgelenke schwollen an und schmerzten so sehr, dass ich zeitweilig nicht laufen konnte. Der Schmerz trieb mir ungewollt die Tränen in die Augen.

In den Nächten traten häufig Wadenkrämpfe auf, und ich litt an starkem Nachtschweiß. Ich denke, es war 1993, als die bereits erwähnten Symptome sich weiter verstärkten und die Zeiträume zwischen diesen «Anfällen» immer kürzer wurden. Aus diesem Grund musste ich nun auch der Arbeit immer öfter fernbleiben. Im September 1995 wurde im örtlichen Krankenhaus dann die erschreckende Diagnose gestellt, SLE mit Haut-, Nieren- und Gelenkbeteiligung. Die dortigen Ärzte klärten mich ausführlich über diese Krankheit auf, aber verstanden habe ich alles erst einige Zeit später. Die Therapie begann mit einem «Prednisolonstoß» und zusätzlich einer Tablettentherapie mit Imurek®.

Seit Oktober 1995 werde ich weiterbehandelt in der Rheumatologischen Poliklinik und der Station 6 der Rheumatologischen Klinik der Charité. Die Diagnosen lauten: SLE mit Haut, Nieren- und Gelenkbeteiligung, steroidinduzierte Osteoporose (Knochendichte-Verlust im Rahmen der Kortisontherapie), Hypertonus (Bluthochdruck).

Meine subjektiven Beschwerden hatten sich zu diesem Zeitpunkt stark verbessert. Zu schaffen machten mir lediglich noch leichte Gelenkbeschwerden, aber immer wieder auch Kraftlosigkeit und Müdigkeit. Im Laufe der Zeit habe ich mich den unterschiedlichsten Therapien unterzogen. So im März 1996 der Anti-CD4+-Therapie (einer experimentellen Therapie), einige Monate später einer Kortison-Stoßtherapie (hochdosiertes Kortison über die Vene verabreicht). 1997 und 1998 wurde bei mir eine so genannte Immunadsorption (spezielle Art der Blutwäsche) durchgeführt – 1997 mit gutem Erfolg, so dass ich sagen kann, etwa ein halbes Jahr fast beschwerdefrei gewesen zu sein. Die Immunadsorption 1998 hat im Gegensatz dazu subjektiv keinen Erfolg gebracht.

Seit August 1998 bis Januar 1999 habe ich monatlich Endoxan®-Therapien (Cyclophosphamid) erhalten und seither weiter in vierteljährlichen Abständen. Unter dieser Therapie kam es auch zu Fieberschüben, aber dennoch möchte ich meinen, dass es mir unter dieser Therapie, abgesehen von der Kraftlosigkeit und der Müdigkeit, verhältnismäßig gut geht. Schmerzen, wie ich sie früher hatte, sind so stark nie wieder aufgetreten, und nichts ist schlimmer als Schmerzen. In einer solchen Lage interessieren den Patienten keine Laborwerte und auch sonst nichts, Hauptsache der Schmerz ist ihm genommen.

Viele fragen immer wieder: «Wie gehst Du mit dieser Krankheit um?» Wie erschreckend eine Diagnose auch immer sein mag, wichtig hierbei ist, ich akzeptiere die Krankheit, mache mich mit ihr vertraut und lebe mit ihr. Man soll die Krankheit niemals in den Vordergrund stellen, sie ist da und wir tun etwas dagegen, und damit ist Schluss. Das Leben geht in den gewohnten Bahnen weiter. Selbstmitleid, sich bedauern lassen? Zu schnell entstehen dadurch Depressionen und damit ein neues Leiden. Das Leben bietet noch zu viel, als dass man den Kopf in den Sand stecken müsste. Ich bin jetzt 43 Jahre alt, seit 1997 berentet, bin verheiratet, habe zwei Töchter, 18 und 15 Jahre alt, und denen möchte ich noch lange erhalten bleiben.

Mischkollagenose

Mischkollagenose ist die deutsche Bezeichnung für «mixed connective tissue disease» (MCTD), was soviel bedeutet wie gemischte Bingewebserkrankung. Andere Bezeichnungen für das gleiche Krankheitsbild sind z.B. «Overlap-Syndrom» oder auch Sharp-Syndrom.

Was ist MCTD

MCTD ist ein Überlappungssyndrom mit Symptomen eines SLE, einer systemischen Sklerodermie, eines Sjögren-Syndroms, einer Poly-/Dermatomyositis und einer RA. 1972 beschrieb der amerikanische Arzt Gordon Sharp diese Krankheit als eigenständiges Krankheitsbild.

Symptome und Vorkommen

Das typische Erkrankungsalter liegt zwischen dem 25. und 50. Lebensjahr. Frauen erkranken in der Regel siebenmal häufiger als Männer.

Die Krankheit beginnt oft mit Allgemeinsymptomen wie Fieber, Unwohlsein, Müdigkeit und Gelenkbeschwerden. Charakteristisch sind das Raynaud-Phänomen (eine Veränderung der Finger, die bei Kälte auftritt und mit Weißwerden, Blauwerden und Schmerzen der Finger einhergeht) und die in frühen Stadien auffallenden Schwellungen der Finger (auch als so genannte Wurstfinger bezeichnet) und Hände («puffy hands»).

In späteren Stadien kann es durch Gefäßentzündungen zur schlechteren Durchblutung der Finger und Zehen kommen. In diesem Fall heilen kleinere Wunden an den betroffenen Extremitäten schlecht. Sichtbar werden hierbei kleine Einrisse der Fingerkuppen. Durch eine durchblutungsfördernde Therapie kann dieser Zustand jedoch positiv beeinflusst werden. Wie auch bei anderen entzündlich-rheumatischen Erkrankungen kann es auch bei der MCTD durch den chronisch-entzündlichen Prozess zu Veränderungen des Bindegewebes in verschiedenen Organen kommen. So sind eine Lungenbeteiligung (Lungenfibrose) und auch Schluckstörungen durch den Befall der Speiseröhre möglich. Diese Symptome deuten auf eine Verwandtschaft der Erkrankung zur Sklerodermie hin. In einigen Fällen sind in der Muskulatur direkte entzündliche Veränderungen nachweisbar, welche mit Muskelschmerzen und Muskelschwäche einhergehen und an eine Muskelentzündung (Myositis) denken lassen.

Diagnosesicherung und Verlauf

Ergänzt wird die klinische Diagnose durch verschiedene Blutuntersuchungen. Neben Entzündungsparametern, ist der Nachweis so genannter AntiU1-RNP-Antikörper typisch für diese Erkrankung. Bildgebende und nuklearmedizinische Diagnostik zur Beurteilung einer möglichen Lungen-, Nieren- oder Speiseröhrenbeteiligung oder auch einer Gefäßentzündung sind für die Einschätzung der Krankheitsausbreitung und für die Therapiefestlegung von großer Bedeutung.

In der Regel scheint der Verlauf einer MCTD günstiger als beim SLE oder einer Polymyositis zu sein. Oft ist eine Therapie mit Kortisonpräparaten oder nichtsteroidalen Antirheumatika ausreichend. Allerdings ist ein Übergang in einen klassischen SLE oder eine Polymyositis möglich. Die gefürchteten schweren Verläufe der Erkrankung mit Beteiligung der Lunge und/oder Speiseröhre bedürfen einer intensiven Betreuung durch einen spezialisierten Arzt. In diesen Fällen sind zusätzlich Gaben weiterer immunsuppressiv wirkender Medikamente nötig. Für die Behandlung von Durchblutungsstörungen sind verschiedene durchblutungsfördernde Medikamente im Einsatz.

Undifferenzierte Kollagenose

Undifferenzierte Kollagenose ist die deutsche Bezeichnung für «undifferentiated connective tissue disease» (UCTD), was soviel bedeutet wie undifferenzierte Bindegewebserkrankung. Ein weiteres Synonym ist z.B. unklare Kollagenose.

Symptome

Am Anfang einer jeden rheumatischen Erkrankung überwiegen allgemeine Symptome wie Müdigkeit, Abgeschlagenheit, Gelenkschmerzen und Gewichtsverlust. Der Arzt ist bemüht, mit Hilfe von so genannten Diagnose- und Klassifikationskriterien schnellstmöglich die Erkrankung zu erkennen und eine adäquate Behandlung einzuleiten. Allgemein gilt, dass es für alle entzündlich-rheumatischen Erkrankungen spezielle Klassifikationskriterien gibt. Das bedeutet, dass bei Vorhandensein einer Mindestanzahl von Kriterien bestimmte Symptome und laborchemische Parameter einer entsprechenden entzündlich-rheumatischen Erkrankung zugeordnet werden können. Durch ihren Facettenreichtum ist die Diagnosestellung einer entzündlich-rheumatischen Erkrankung nicht immer ohne weiteres möglich.

Was passiert also, wenn ein Patient dem System von Klassifikationen und diagnostischen Kriterien nicht entspricht, also z.B. nur 3 von mindestens 4 SLE-Kriterien aufweist? Für derartige Fälle wurde der Begriff unklare oder undifferenzierte Kollagenose eingeführt.

Mitunter treten im Verlauf der Erkrankung andere Symptome hinzu, die nachfolgend eine Zuordnung zu einem SLE, einer Sklerodermie oder einer Dermato- bzw. Polymyositis erlauben. Allerdings trifft man regelmäßig auf Betroffene, die über mehrere Jahre relativ konstante Beschwerden haben. Symptome können sein: Raynaud-Phänomen (eine Veränderung der Finger, die bei Kälte auftritt und mit Weißwerden, Blauwerden und Schmerzen der Finger einhergeht), Gelenkbeschwerden. Auch bei dieser Erkrankung können die Gefäße (Vaskulitis) und die Lungen betroffen sein.

Letztendlich werden die auftretenden Beschwerden mit nichtsteroidalen Antirheumatika, Kortisonpräparaten und, wenn nötig, mit Immunsuppressiva behandelt.

Sklerodermie

Sklerodermie (griech.) = harte Haut»; von *Sklerose*, eine krankhafte Verhärtung von Geweben und Organen, + *Derma*, die Haut.

Was ist die Sklerodermie für eine Erkrankung?

Die progressive systemische Sklerodermie (PSS) ist eine Erkrankung, die zum Formenkreis der Kollagenosen (entzündliche Bindegewebserkrankungen, die den gesamten Körper befallen können) gehört. Das Bindegewebe ist ein Gewebe mit großer Formenvielfalt, welches in allen Organen vorkommt und eine Funktion als Füll-, Schutz-, Gleit-, Speicher- und Stützgewebe ausübt. Die PSS ist eine Erkrankung des gefäßführenden Bindegewebes. Den vielfältigsten Erscheinungsformen der Sklerodermie liegt eine Gemeinsamkeit zugrunde – eine Verdickung und Verhärtung der Haut (Sklerodermie). Leider kann es bei dieser Erkrankung auch zu einem Befall des Bindegewebes der inneren Organe kommen und den Verlauf der Erkrankung bestimmen. Auch Aufenthalte im Krankenhaus lassen sich im Verlauf der Erkrankung oft nicht vermeiden.

Die Ursache dieser Erkrankung ist unbekannt. Diskutiert werden Defekte in der Bildung der Hauptbestandteile des Bindegewebes, der Kollagene (Kollagensynthese), immunologische und genetische Ursachen und Schädigungen der Gefäß-Innenwand.

Im Wesentlichen unterscheiden wir zwei Verlaufsformen: die zirkumskripte Sklerodermie, die auf das Bindegewebe der Haut beschränkt bleibt, und die PSS, die auch das Bindegewebe der inneren Organe mit einbezieht. Beide Erkrankungen betreffen vorwiegend Frauen. Auch Kinder können von der zirkumskripten Sklerodermie betroffen sein.

Zirkumskripte Sklerodermie – meist «nur» ein kosmetisches Problem

Die *herdförmige Sklerodermie* (auch Morphea genannt) ist die häufigste Form der zirkumskripten Sklerodermie. Zu Beginn der Erkrankung sieht man oft nur einen rosaroten bis blauroten Fleck, der sich langsam ausbreitet und deshalb oft erst spät wahrgenommen wird. Bevorzugt sind der Körperstamm und die Extremitäten betroffen, die Hände jedoch, im Gegensatz zur PSS, fast nie. Im Verlauf wandeln sich diese Flecke um in weißlich-gelbe oder bräunlich-graue harte Hautplatten. Oft sind diese Areale umgeben von einem rötlich-lilafarbenem Rand (lilac ring). In diesem Bereich schreitet die Erkrankung fort. Dieser Ring bildet sich nach einiger Zeit zurück und eine harte geschrumpfte Haut, die eine elfenbeinartige Färbung annimmt, bleibt zurück (Sklerose). Meist bleibt diese Sklerose bestehen, eine spontane und vollständige Rückbildung ist jedoch möglich. Nachträglich kann sich die Haut auch dunkel verfärben, was auch Hyperpigmentierung (verstärkte Braunfärbung) genannt wird und auch bei anderen entzündlichen Prozessen an der Haut beobachtet werden kann.

Die Größe dieser Herde und die Anzahl ist sehr unterschiedlich. Meist sind es jedoch nur wenige oder ein größerer Herd. Auffallend ist eine Bevorzugung von Hautstellen, die einem mechanischen Druck ausgesetzt sind (durch BH, Hosen, aber auch Krampfadern). Diese Form der zirkumsripten Sklerodermie stellt daher meist «nur» ein kosmetisches Problem dar.

Die *bandförmige Sklerodermie* zeigt sich oft im Verlauf von Nervenbahnen und Gelenken, wodurch es zu Bewegungseinschränkungen kommen kann. Wichtig daher: Krankengymnastik zur Funktionserhaltung der Gelenke! Die Sklerose reicht bei dieser Form bis ins Fettgewebe. Ansonsten ist der Verlauf ähnlich wie bei der Morphea.

Bei Befall der Stirngegend spricht man auch von einer Säbelhieb-Sklerodermie (scleroderma en coup de sabre). Diese Form kommt gehäuft bei Kindern vor und kann das Wachstum des Schädelknochens beeinflussen. Therapeutisch kann eine Behandlung mit D-Penicillamin angeboten werden, dem eine Hemmung der Bindegewebsvermehrung zugeschrieben wird.

Die anderen Sonderformen der zirkumskripten Sklerodermie kommen sehr selten vor und werden nur kurz erwähnt:

- «disabling pansclerotic disease» (die gesamte Haut kann betroffen sein),
- Hemiatrophia faciei progressiva mit untypischem Befall nur einer Gesichtshälfte,
- Atrophodermia idiopathica et progressiva (die leichteste Form; nicht mit einer Sklerose der Haut einher gehend, es kommt lediglich zu einer Atrophie (Atrophia (griech.) = Schwund von Organen, Geweben oder Zellen) der Haut).

PSS – eine Erkrankung, die eine engmaschige Kontrolle braucht

Das Bild der progressiven systemischen Sklerose ist sehr vielgestaltig und reicht von einem isoliertem Haut- bis zum schweren Organbefall (Abb. 9).

Raynaud-Syndrom (Abb. 10)
Dieses Syndrom tritt bei über 90% der PSS-Patienten auf. Es ist häufig ein Frühsymptom der Erkrankung oder eilt der Erkrankung um Jahre voraus und ist gekennzeichnet durch drei aufeinanderfolgende Phänomene:

1) ein Erblassen der Haut (arterieller Gefäßspasmus, ein Krampf, der zum Zusammenziehen der Gefäße führt),
2) bläuliche (livide) Verfärbung der Haut (venöse Hyperämie = Weitstellen der kleinen Venen),
3) ziegelrote Verfärbung der Haut (arterielle Hyperämie = Weitstellen der kleinen Arterien).

Ein gleichzeitiges Auftreten aller drei Phänomene wird nach den Farben der französischen Nationalflagge als «Trikolore-Phänomen» bezeichnet.

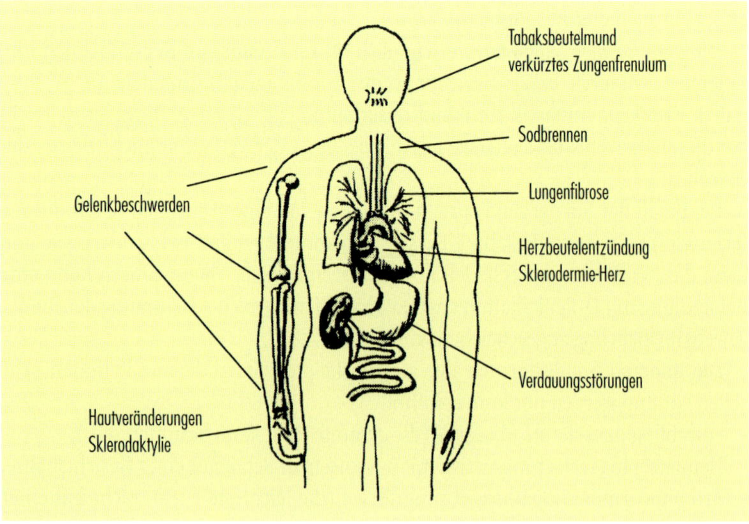

Abb. 9. Mögliche Organmanifestationen bei PSS.

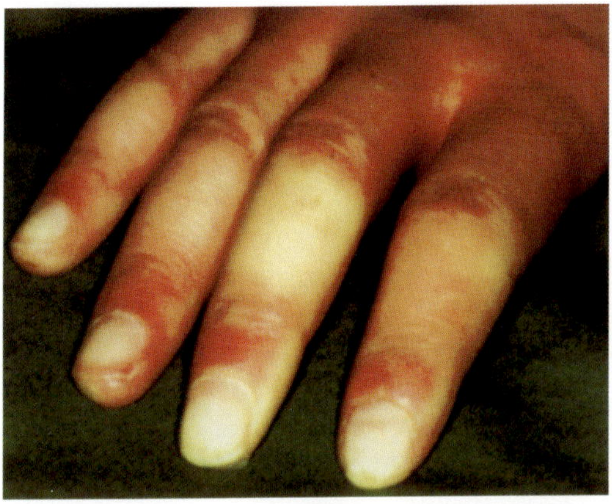

Abb. 10. Raynaud-Syndrom.

Interessanterweise tritt das Raynaud-Phänomen bei 1–5% der Bevölkerung ohne das Vorhandensein einer Kollagenose auf. Nur 10–15% der Betroffenen erkranken dann tatsächlich nach 2–8 Jahren an einer Kollagenose.

Auch Missempfindungen, Spannungsgefühl und Schmerzen können diesen Prozess begleiten. Meist tritt dieses Phänomen an den Fingern auf, kann sich aber auch an Zehen, Ohren, Nasenspitze, Kinn und Mundwinkel oder Stirn zeigen. Durch eine fortschreitende Minderdurchblutung im Verlauf der Erkrankung und den durch die Sklerose der Gefäße bedingten Sauerstoffmangel kommt es typischerweise zur Ausbildung von Nekrosen (lokaler Gewebetod im lebenden Organismus) an den betroffenen Körperteilen. Diese auch Rattenbiss-Nekrosen genannten Veränderungen (Abb. 11, siehe S. 56) sind meist schwer zu behandeln. Durch eine Besiedlung mit Bakterien wird der Heilungsprozess oft verzögert. Auch ein Gliedmaßenverlust ist möglich. Im fortgeschrittenen Stadium lässt sich daher ein Krankenhausaufenthalt zur Vermeidung und Therapie solcher Veränderungen nicht umgehen.

Teleangiektasien

Die noch nicht betroffenen Gefäße werden oft weit gestellt und somit an der Hautoberfläche sichtbar. Diese Veränderungen werden Teleangiektasien genannt, sie sind harmlos, stellen jedoch oft ein kosmetisches Problem dar. Man findet diese Teleangiektasien vor allem im Bereich des Gesichts, des Nagelbetts, der Finger und an den Schleimhäuten.

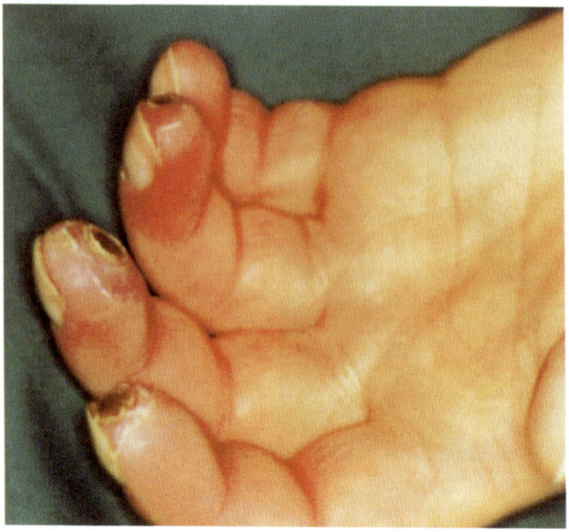

Abb. 11. Rattenbiss-Nekrosen.

Hautveränderungen

Etwa 95% der Patienten haben typische Hautveränderungen. Bei den anderen 5% lässt sich oft eine Sklerose des Magen-Darm-Trakts beobachten. Gewöhnlich kann man drei Stadien unterscheiden:

- Ödematöse Phase (Ödem = Wasseransammlung im Gewebe) mit Ausbildung von «Wurstfingern», Schwellung der Hände und Unterarme.
- Verdickung und Verhärtung der Haut (Sklerodermie). Diese beginnt meist im Bereich der Finger (Sklerodaktylie), der Hände und im Gesicht. Die Fingerbeweglichkeit wird dadurch erheblich beeinträchtigt.
- Schrumpfung der Haut (Atrophie), nach Monaten bis Jahren, bildet das Endstadium. Durch diese unnatürlich straffe Haut kann es zu Fehlstellungen an den Fingergelenken und im Handgelenk kommen. Die Fingerendglieder laufen spitz zu und bekommen das Aussehen von «Madonnenfingern».

Beim Befall der Gesichtshaut zeigen sich ebenfalls typische Veränderungen. Durch das Verschwinden der typischen Hautfalten wirkt das Gesicht maskenhaft. Die Mimik ist stark beeinträchtigt, die Nase wird spitz und weiß, die Haut lässt sich nicht abheben, die Mundöffnung verkleinert sich (Mikrostomie), und um die Mundöffnung bilden sich konzentrische Falten, auch «Tabaksbeutelmund» genannt. Typisch ist auch die Verkürzung des Zungenbändchens, ein unter der Zunge gelegener Schleimhautstrang.

Die Veränderungen an der Haut sind bei jedem Patienten verschieden ausgeprägt und reichen von kaum auffällig bis stark ausgeprägt.

Magen-Darm-Trakt

Der Magen-Darm-Trakt ist am zweithäufigsten betroffen. Dies äußert sich in Beschwerden beim Schlucken (vorwiegend bei fester Nahrung) sowie im Auftreten von Sodbrennen. Mit radiologischen und nuklearmedizinischen Methoden lassen sich diese Veränderungen frühzeitig erkennen. Seltener ist die Beteiligung des Magens sowie des Dünn- und Dickdarms. Die Folge ist eine erschwerte Verdauung und Nahrungsaufnahme über den Darm. Bei rechtzeitiger Erkennung stehen jedoch zahlreiche Therapiemöglichkeiten zur Verfügung.

Lunge

Etwa die Hälfte der Patienten entwickelt Veränderungen an der Lunge. Beschwerden sind oftmals nur in geringer Ausprägung vorhanden, können sich aber in belastungsabhängiger Atemnot oder anhaltendem Husten äußern. Der Arzt hört bei der Untersuchung ein typisches Geräusch der Lunge, welches Sklerophonie genannt wird und dem Öffnen eines Klettverschlusses ähnelt. Im Röntgenbild der Lunge findet man feine netzartige Veränderungen und später das Bild von Honigwaben. Bei ausgeprägtesten Sklerodermie-typischen Veränderungen der Lunge spricht man auch von einer Lungenfibrose. Diese ist ebenfalls durch die Vermehrung von Bindegewebe in den Lungenstrukturen gekennzeichnet und führt zur Verschlechterung der Lungenfunktion. In der Lungenfunktionsprüfung lassen sich diese Veränderungen rechtzeitig erkennen, was oft den Fahrplan der Therapie verändert. Gefürchtet ist hier die Entwicklung einer pulmonalen Hypertonie (Bluthochdruck im Blutkreislauf der Lunge), der das Herz stark beeinträchtigen kann. Auch hier stehen seit kurzem neue Therapieverfahren zur Verfügung, die diesen Hochdruck gut beeinflussen können.

Herz

Ist bei PSS auch das Herz betroffen, steht die Entzündung des Herzbeutels im Vordergrund, was vom Patienten kaum bemerkt wird. Am zweithäufigsten kommt es zu einem Effekt auf den Herzmuskel (Sklerodermie-Herz). Als Folge können die Pumpleistung des Herzens und der Herzrhythmus gestört sein. Allgemein ist eine klinisch bedeutsame Beteiligung des Herzens sehr selten.

Niere

Auch bei dieser Erkrankung ist ein Betroffensein der Nieren durch entzündliche Veränderungen und vermehrte bindegewebige Umwandlung des Nierengewebes gekennzeichnet. Eine Einschränkung der Nierenfunktion wird im Spätstadium bei etwa 10% der Patienten beobachtet. Sie ist eine sehr ernst zu nehmende Begleiterscheinung der PSS, die den Verlauf stark bestimmt. Eine Eiweißausscheidung, die

Ausscheidung von roten Blutkörperchen und das Auftreten von Bluthochdruck sind die ersten Zeichen einer beginnenden Nierenbeteiligung. Daher empfiehlt sich eine Kontrolle dieser Werte bei jedem Arztbesuch.

Bewegungsapparat
Beschwerden an den Gelenken werden als Frühsymptom bei fast allen Patienten beobachtet. Diese treten vorwiegend an den Hand-, Ellenbogen- und Schultergelenken auf. Durch die gelenknahe Bindegewebsvermehrung und Sklerose sowie durch die Schrumpfungsprozesse der Haut kommt es zu Gelenkdeformierungen und einem «Knarren» von Bändern, Sehnen und Gelenken.

CREST – eine Sonderform der PSS

Dieses Syndrom ist eine Form der PSS, die durch einen besseren Verlauf gekennzeichnet ist. Der Name der Erkrankung ergibt sich aus dem Symptomenkomplex: C = Calcinosis cutis (Kalkablagerungen in der Haut), R = Raynaud-Phänomen, E = Speiseröhren-Beteiligung (engl. esophagus), S = Sklerodaktylie, T = Teleangiektasien (Abb. 12).

Im Vordergrund steht meist das Raynaud-Phänomen. Die Bindegewebsveränderungen sind weniger stark ausgeprägt. Rattenbiss-Nekrosen lassen sich öfter beobachten als bei der PSS. Die Ellenbogenregion wird typischerweise nicht überschritten, und der Körperstamm bleibt ausgespart. Im Bereich der Fingerendglieder, der Ellenbogen- und Kniegelenke finden sich symptomlose Kalkablagerungen in der Haut, die jedoch häufig von schmerzenden und schlecht heilenden Haut-

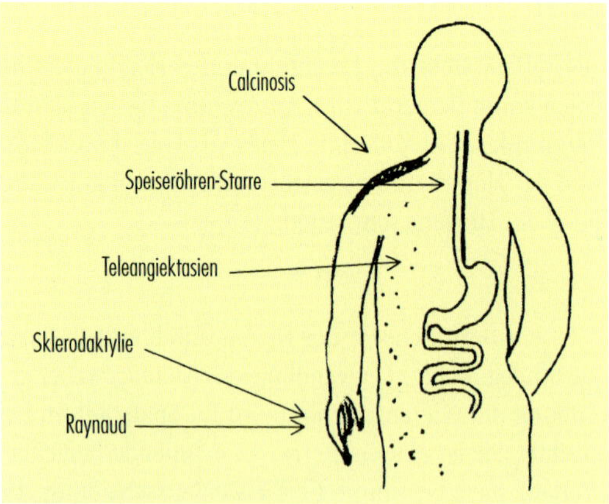

Abb. 12. CREST-Syndrom.

geschwüren (Ulcera) begleitet sind. Die Speiseröhre ist ebenfalls relativ häufig beteiligt. Eine Beteiligung von Lunge, Herz und Nieren wird viel seltener gesehen als bei der PSS.

Diagnose – für den erfahrenen Arzt kein Problem

Die Diagnose wird meist anhand des Symptomenkomplexes gestellt. Unterstützend wird auch das Labor hinzugezogen. Hier sind besonders die Antikörper gegen körpereigene Strukturen im Zellkern hervorzuheben (antinukleäre Antikörper), die bei PSS im Gegensatz zur zirkumskripten Sklerodermie nachweisbar sind. Diese Antikörper sind bei der PSS vor allem gegen das Scl-70-Antigen (50% der Patienten) und beim CREST-Syndrom vor allem gegen die Zentromere (70% der Patienten) gerichtet.

Therapie

Obwohl Sklerodermie nicht heilbar ist, stehen eine Reihe hochwirksamer Therapiemöglichkeiten zur Verfügung, die den Verlauf der Erkrankung sowohl positiv beeinflussen als auch den Beschwerdekomplex erträglich werden lassen.

Patienten mit Raynaud-Phänomen sollten eine kalte und feuchte Umgebung meiden. Handschuhe sind in der kalten und feuchten Jahreszeit unerlässlich. Mitunter ist auch über einen Berufswechsel zu diskutieren (z.B. bei Gärtnern). Ebenfalls sollten Manipulationen am Nagelbett unterbleiben, da hier schlecht heilende Verletzungen entstehen können. Durch stark fetthaltige Salben kann eine Austrocknung der Haut vermieden werden. Das Rauchen muss wegen der gefäßverengenden Wirkung unterlassen werden.

Für die medikamentöse Behandlung des Raynaud-Phänomens seien in erster Linie die durchblutungsfördernden Mittel genannt. Die Durchblutung kann durch die Erweiterung der Blutgefäße und durch die Verbesserung der Fließeigenschaften (z.B. Pentoxyphyllin) erhöht werden. Eine weitere Möglichkeit ist die 3-wöchige intravenöse Therapie mit Prostazyklin, Prostaglandin, das vom Körper selbst aus Arachidonsäure produziert wird. Das Prostazyklin senkt den Gefäßtonus (Spannungszustand der Gefäße), fördert die Nierendurchblutung, hemmt die Thrombozytenaggregation (Zusammenlagerung der Blutplättchen) und besitzt zusätzlich entzündungshemmende Eigenschaften. Auch schwere Rattenbiss-Nekrosen zeigen unter dieser Therapie oft eine Abheilung.

In leichteren Fällen ist auch eine Therapie mit Calciumkanal-Blockern, Nitroglyzerin (systemisch oder als Salbe) oder Serotoninantagonisten (Ketanserin) möglich, die über verschiedene Mechanismen zu einer Gefäßerweiterung führen.

Auch operative Maßnahmen wie die Sympathektomie (kleiner Eingriff am sympathischen Nervengewebe, welches die Gefäße eng stellt und den Blutdruck erhöht) zeigen eine Verbesserung der Durchblutung. Leider ist dieser Effekt nur von kurzer Dauer.

Eine Therapie mit D-Penicillamin kann bei Organbeteiligung eingesetzt werden. Diese Substanz hemmt die gesteigerte Kollagensynthese, welche die Fibrose und Sklerose hervorruft. Jedoch ist diese Therapie oft von Nebenwirkungen (z.B. Störung der Blutbildung und der Nierenfunktion) begleitet.

Bei schweren Organbeteiligungen ist auch eine immunsuppressive Therapie zu diskutieren. Hier finden Glukokortikoide, Azathioprin, Zytostatika wie Methotrexat und Cyclophosphamid Anwendung. Diese Therapie ist aber umstritten und sollte erst nach Ausschöpfung anderer Möglichkeiten in Erwägung gezogen werden.

Ebenso wichtig ist es, die Krankheiten zu therapieren, die als Folge der Organveränderungen auftreten, z.B. Bluthochdruck. Hier wirkt sich eine rechtzeitige Therapie mit ACE-Hemmern günstig aus.

Bei Ösophagusfunktionsstörungen kann die Gabe von Domperidon (Motilium®), Cisaprid (Propulsin®) oder Metoclopramid (Gastrosil®, Paspertin®), bei Sodbrennen Antacida (Medikamente, die Säure neutralisieren können) und H2-Blocker (Medikamente, die die histaminvermittelte Säureproduktion hemmen, z.B. Sostril®) versucht werden. Bei der Refluxoesophagitis, einer Speiseröhren-Entzündung durch rückfließende Magensäure können auch Protonenpumpen-Blocker wie Omeprazol (Antra®) eingesetzt werden.

Neue Therapieformen wie die autologe periphere Stammzelltransplantation (Transplantation eigener Stammzellen, die im Knochenmark gebildet werden, aus dem Blut gewonnen und nach einer Chemotherapie in die Blutbahn zurückgegeben werden) sind derzeit in Erprobung.

Letztlich sollte es jedem Patienten am Herzen liegen, konsequent krankengymnastische Übungen durchzuführen, um die Beweglichkeit zu erhalten.

Sjögren-Syndrom

Was ist das Sjögren-Syndrom?

Das Sjögren-Syndrom ist eine Autoimmunerkrankung aus der Gruppe der chronisch-entzündlichen Bindegewebserkrankungen (Kollagenosen). Hierbei führen entzündliche Prozesse zu Einschränkungen der Drüsenproduktion. Dies betrifft vorrangig die Tränen- und Speicheldrüsen mit der Folge einer Verminderung der Tränenflüssigkeit und/oder des Speichels. Daneben finden sich bei dieser Erkrankung zusätzlich andere Organerkrankungen. Das Sjögren-Syndrom kann als so genannte primäre Form (ohne andere Grunderkrankung) oder auch als so genannte sekundäre Form bei Vorhandensein anderer rheumatischer bzw. Autoimmunerkrankungen auftreten.

Die klassischen Leitbeschwerden einer trockenen Bindehautentzündung und Mundtrockenheit (der so genannte Sicca-Komplex) mit typischen feingeweblichen Veränderungen der Speicheldrüsen sowie bestimmten Blutbefunden charakterisieren das Sjögren-Syndrom. Autoimmunerkrankungen gehen mit Störungen des Immunsystems einher. Dabei findet sich beim Sjögren-Syndrom eine Autoantikörper-Produktion und Veränderungen der Immunzellen (Lymphozyten). Solche Autoantikörper und Lymphozyten, die bei Gesunden nicht vorkommen, richten sich nicht gegen körperfremde Stoffe, sondern gegen körpereigenes Gewebe und führen so zu Entzündungen in den entsprechenden Drüsen. Das heißt, das Immunsystem kann nicht mehr exakt zwischen körpereigen und körperfremd differenzieren.

Geschichtliche Hintergründe

Im Jahre 1888 wurde von dem Arzt Johan von Mikulicz Rudecki der erste Fall mit schmerzlosen Schwellungen der Tränen-, Ohrspeichel- und Unterkieferdrüsen beschrieben. Es handelte sich um einen 42-jährigen Landarbeiter, dessen massive Tränendrüsen-Schwellung zu Einschränkungen des Gesichtsfelds führte, so dass eine zweimalige Operation notwendig wurde, um diese Schwellungen zu beseitigen und ein normales Sehen wieder zu ermöglichen. Die feingewebliche Untersuchung zeigte die heute als typisch geltenden charakteristischen Veränderungen der Drüsen. Der schwedische Augenarzt Henrik Sjögren fasste die klinische Erkrankung bzw. das Syndrom der trockenen Bindehautentzündung (Keratokonjunktivitis sicca) und der Mundtrockenheit erstmals 1933 als eine eigenständige Erkrankung zusammen.

Die Häufigkeit des Sjögren-Syndroms

Das Sjögren-Syndrom tritt bei zirka 2% der älteren Bevölkerung, bevorzugt bei Frauen nach den Wechseljahren, unabhängig von der Zugehörigkeit zu ethnischen Gruppen auf. Im Jugendalter gehört das Syndrom zu den Seltenheiten. Das Häufigkeitsmaximum der Erkrankung findet sich in der Altersgruppe zwischen 40 und 50 Jahren (Durchschnittsalter zum Zeitpunkt der Diagnose 50 Jahre). Weniger als 10% der Betroffenen sind Männer. In einer allgemein-rheumatologischen Sprechstunde finden sich zirka 25% der Patienten mit einem primären bzw. sekundären Sjögren-Syndrom.

Vermutlich tritt die Erkrankung deutlich häufiger auf. Da die Beschwerden jedoch von vielen Menschen toleriert und nicht als Erkrankung angesehen werden, wenden sich viele Patienten erst bei ausgeprägter Schleimhaut-Trockenheit an ihren

Arzt. So wurden z.B. in einer nordostenglischen Studie 100 primäre Sjögren-Syndrom-Patienten auf die initialen Symptome und Befunde hin untersucht. Die Diagnose wurde durchschnittlich nach 34 Monaten (Streuung 3–48 Monate) dauernder Beschwerdesymptomatik gestellt. Dabei fanden sich in 100% eine trockene Bindehautentzündung bzw. deren Folgen, in 100% eine Mundtrockenheit, in 94% multiple Gelenkbeschwerden und in 47% Speicheldrüsen-Schwellungen. Der frühzeitige prothetische Zahnersatz bei Patienten um das 40. Lebensjahr kann lange vor Diagnosestellung ein erster Hinweis auf eine reduzierte Speichelproduktion sein. Autoimmunerkrankungen scheinen in Familien, in denen das Sjögren-Syndrom auftritt, gehäuft vorzukommen. In über 25% der betroffenen Familien weisen die Mitglieder ein Sjögren-Syndrom, eine RA, einen SLE bzw. eine autoimmun bedingte Schilddrüsenerkrankung auf.

Ursache der Erkrankung

Die Ursache der Erkrankung ist, ebenso wie bei den meisten entzündlich-rheumatischen Erkrankungen, bislang ungeklärt. Im Folgenden werden kurz einige Vermutungen bzw. wissenschaftliche Ansätze vorgestellt.

Zu den potentiellen Krankheitsfaktoren gehören genetische, immunologische, hormonale und möglicherweise infektiöse Ursachen. Vorwiegend wird eine Virusinfektion vermutet, ohne dass bislang schlüssige Beweise vorliegen. Sowohl Mikulicz (1888) als auch später Sjögren vermuteten bereits eine Infektion als Ursache dieser Erkrankung. Jedoch kommen weitere Krankheitsmechanismen wie verschiedene Störungen in der Kontrolle von Immunzellen bzw. des Immunsystems und auch der Einfluss weiblicher Geschlechtshormone in Betracht. Letzteres ist unter anderem durch das deutlich häufigere Vorkommen dieser Erkrankung bei Frauen begründet.

Für einzelne genetische Hauptrisikofaktoren gibt es erste wissenschaftliche Daten, die nahe legen, dass individuelle Voraussetzungen für die Manifestation der Erkrankung gegeben sein müssen. Im Allgemeinen ist die Entwicklung eines Sjögren-Syndroms von mehreren den Patienten und die Umwelt betreffenden Faktoren abhängig.

Symptome und Diagnosesicherung des Sjögren-Syndroms

Leitsymptom einer trockenen Bindehautentzündung ist das Fremdkörper-Gefühl in den Augen. Die Reduktion der Speicheldrüsenflüssigkeit manifestiert sich durch Mundtrockenheit, Schwierigkeiten beim Kauen, Schlucken und Sprechen (Abb. 13). Auffallend ist insbesondere die Vermeidung trockener Speisen ohne Aufnahme von ausreichender Flüssigkeit. Nur zirka 50% aller Sjögren-Syndrom-Patienten haben

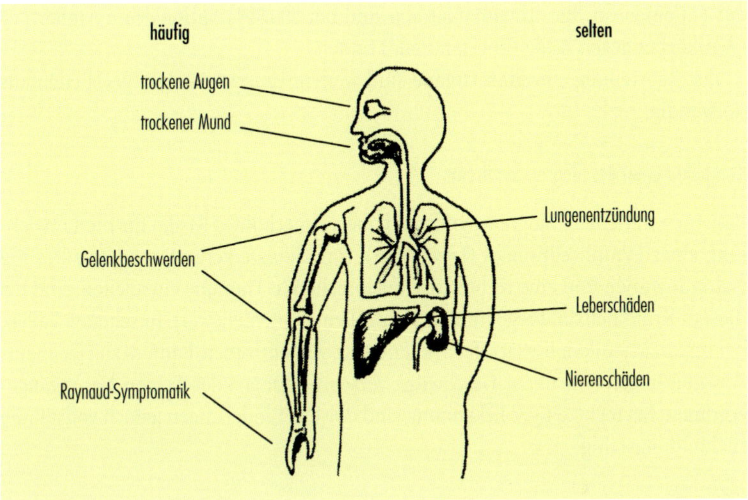

Abb. 13. Symptome des Sjögren-Syndroms.

oder entwickeln eine Speicheldrüsen-Vergrößerung. Oft findet sich in der Krankheitsgeschichte der Hinweis als Erwachsener erneut an «Ziegenpeter» (Mumps) erkrankt zu sein, nachdem die Krankheit bereits als Kind aufgetreten war. Zur Diagnosestellung sind neben den Beschwerden der Schleimhaut-Trockenheit weiterführende Untersuchungen zur Objektivierung dieser Befunde erforderlich. Dazu zählt die Messung der Tränenflüssigkeit (Schirmer-Test). Dieser Test wird vom Augenarzt vorgenommen. Die Messung der Speichelproduktion kann mit dem so genannten Saxon-Test durchgeführt werden und die Anfärbung der Hornhaut zur Bestimmung der Hornhaut-Integrität mit einem bestimmten Farbstoff (Bengalrosa oder Fluorescein). Diese Tests sind nicht belastend und schnell und einfach durchführbar. Die feingewebliche Untersuchung erfordert die Entnahme einer kleinen Speicheldrüse an der Rückseite der seitlichen Unterlippe und ist erfahrungsgemäß ebenfalls wenig belastend. Die feingewebliche (histologische) Untersuchung des Präparats unter dem Mikroskop ist von großer Bedeutung für die Diagnosesicherung und zum Ausschluss anderer Erkrankungen.

Von weiterer wesentlicher Bedeutung sind bestimmte Blutbestimmungen zur Diagnosesicherung. Dabei werden die typischen Autoantikörper, die zum Teil nach Anfangsbuchstaben (Anti-Ro in bis zu 96% und Anti-La in bis zu 86% der Fälle) der ersten untersuchten Patienten bezeichnet wurden. Weiterhin lassen sich bei 75–90%

der Patienten im Blut Rheumafaktoren und bei 50–80% antinukleäre Antikörper (Antikörper gegen Zellkernbestandteile) finden.

Zur Beurteilung einzelner Organe sind weitere Untersuchungen gegebenenfalls notwendig.

Komplikationen des Sjögren-Syndroms

Patienten mit einem Sjögren-Syndrom haben ein erhöhtes Risiko für die Entwicklung eines Lymphzelltumors (Lymphom). Um kleinste Veränderungen frühzeitig wahrzunehmen und eine rechtzeitige entsprechende Therapie einzuleiten, sind bei diesem Krankheitsbild regelmäßige Kontrollen empfehlenswert. In seltenen Fällen, bei unzureichendem Einsatz der Tränenersatz-Augentropfen, kann es zu Hornhaut-Veränderungen (Hornhaut-Geschwüre, Verschmelzungen der Tränen-Nasengänge) kommen. Bei rechtzeitiger Erkennung sind diese Veränderungen jedoch vollständig rückbildungsfähig.

Andere Organmanifestationen des Sjögren-Syndroms

Im Folgenden sollen kurz Erscheinungen an anderen Organen bzw. Organsystemen, die beim Sjögren-Syndrom auftreten können, dargestellt werden.

Die Trockenheit von Haut, Luftröhre oder Bronchien spielt bei den Patienten eine dominierende Rolle. Durch die chronische Entzündung kann es in sehr seltenen Fällen zur Vermehrung des Bindegewebes in der Lungen kommen (Lungenfibrose). Ein Befall der Nieren mit Einschränkung der Organfunktion ist selten. Bei zirka 25% der Patienten findet sich eine milde Blutarmut (Anämie), in über 90% eine Blutsenkungsbeschleunigung (Entzündungsparameter) und eine Vermehrung der Immunglobuline. Eine chronische Magenschleimhaut-Entzündung ist relativ häufig beim primären Sjögren-Syndrom zu beobachten. Die Funktion der Bauchspeicheldrüse ist ebenfalls bei zirka 60% der Patienten eingeschränkt – jedoch oft nur in sehr geringem Maß. Weiterhin kommt es, ebenfalls sehr selten, zu neurologischen und psychiatrischen Auffälligkeiten. Diese basieren auf Gefäßentzündungen, die auch das Nervensystem betreffen können. Verschiedene Hautmanifestationen in Form von Rötungen, Schuppungen usw. können beim Sjögren-Syndrom vorkommen, sind jedoch selten und nicht so intensiv wie beim SLE. Jedoch haben einige Patienten eine ausgeprägte Lichtempfindlichkeit und sollten daher direkte Sonneneinstrahlung meiden.

Therapie

Aufgrund der ungeklärten Krankheitsursachen ist heute noch keine Behandlung bekannt, die die Erkrankung an ihren Wurzeln beeinflusst. In erster Linie sind wir auf eine Therapie angewiesen, die die Beschwerden lindert, und bei wenigen Patienten zusätzlich auf eine immunsuppressive Therapie.

Für die symptomatische Behandlung verordnen bzw. empfehlen wir Mundspülungen, Kaugummi, zuckerarme Diät, Fluoridtabletten, speichelanregende Stoffe (z.B. Zitronensaft, saure Drops) bzw. Speichel-Ersatzflüssigkeit. Wegen des verminderten Speichelfusses kann sich Karies bei Patienten mit einem Sjögren-Syndrom leichter ausbreiten als bei Gesunden. Daher sollte eine regelmäßige zahnärztliche Kontrolle erfolgen. Zusätzlich besteht eine erhöhte Gefahr für das Auftreten von Pilzinfektionen wie Candidose.

Die Trockenheit der Augen wird ebenfalls mit Tränen-Ersatzflüssigkeit behandelt. Dazu haben sich verschiedene Augentropfen bewährt, die am Tage alle 1–2 h eingeträufelt werden sollten. Für die Nacht empfehlen sich Gelpräparate. Weiche Kontaktlinsen verzögern das Verdunsten der künstlichen Tränenflüssigkeit, bergen aber ein erhöhtes Infektionsrisiko in sich.

Für akute Krankheitsverläufe stehen Immunsuppressiva und Kortikoide in der Therapie zur Verfügung. Prednisolon vermag die Schwellung der Ohrspeicheldrüse und die Lungenfunktionseinschränkung deutlich zu bessern. Zur Wirksamkeit von Hydroxychloroquin gibt es gute eigene Erfahrungen und positive Berichte in der Literatur. Dieses Medikament wurde ursprünglich als Mittel gegen Malaria eingesetzt. Während der Therapie mit Hydroxychloroquin (Quensyl®) sind regelmäßige augenärztliche Kontrollen empfehlenswert, da es in seltenen Fällen zu Veränderungen am Sehnerven und zu Ablagerungen an der Hornhaut kommen kann.

Entzündliche Muskelerkrankungen (Myositiden): Dermatomyositis und Polymyositis

Myositiden sind entzündliche Muskelerkrankungen, die ohne erkennbaren Grund im Rahmen einer Infektion, sekundär bei Kollagenosen (Bindegewebserkrankungen) oder begleitend bei bösartigen Erkrankungen auftreten können. Zu unterscheiden sind zwei Hauptgruppen, die Dermatomyositis (Derma = Haut, Myo = Muskel, -itis = Entzündung) und die Polymyositis (Poly = viel, Myo = Muskel, -itis = Entzündung).

Das Vorkommen und die Ursachen von Dermatomyositis bzw. Polymyositis

Das Auftreten einer Dermatomyositis bzw. Polymyositis ist in jedem Alter möglich. Eine Häufung des Auftretens besteht zwischen dem 50. und 60. Lebensjahr. Frauen sind, wie bei anderen entzündlich-rheumatischen Erkrankungen, in allen Altersgruppen häufiger betroffen als Männer. In der Mehrzahl der Fälle bleiben die Ursachen der Dermatomyositis und Polymyositis unbekannt.

Auch bei diesen Erkrankungen ist davon auszugehen, dass sich die Immunabwehr gegen den eigenen Körper richtet. Im Fall der Polymyositis führt dies dazu, dass die quergestreifte Muskulatur abgebaut wird, bei der Dermatomyositis ist die körpereigene Reaktion vorwiegend gegen die Gefäße gerichtet, was zu gefäßnahen Entzündungen führt.

Genetische Faktoren spielen möglicherweise eine Rolle; so kann man bei erkrankten Patienten verschiedene genetische Marker finden.

Zu den bekannten Faktoren die zu einer Dermatomyositis bzw. Polymyositis führen, zählen Viren sowie Mikroorganismen wie Bakterien und Parasiten. Immer wieder wird das Auftreten von dermatomyositischen oder polymyositischen Symptomen in Verbindung mit einer entzündlich-rheumatischen oder auch einer bösartigen Erkrankung beschrieben.

Symptomatik

Bei den Myositiden werden zwei Verlaufsformen unterschieden:

- Die akute Verlaufsform ist gekennzeichnet durch muskelkaterartige, spontane Schmerzhaftigkeit, Druckempfindlichkeit, allgemeine Muskelschwäche und ist begleitet von Fieber und Hautrötung.

- Die chronische Verlaufsform ist gekennzeichnet durch eine symmetrische Muskelschwäche (Schulter- und Beckenbereich).

Frühzeitig berichten die betroffenen Patienten über Einschränkungen beim Steigen von Treppen und beim Aufrichten aus der Waagerechten. Muskelschmerzen und Druckschmerzempfindlichkeit der Muskulatur sind besonders im Bereich der Arme und weniger in den Beinen zu beobachten. Generell können alle Muskelgruppen befallen sein, was zu folgenden Beschwerden führen kann:
- Probleme beim Kopfheben,
- Störungen des Schluckvorgangs und der Atemfunktion durch den Befall der Atemmuskulatur.

Die genannten Symptome treffen sowohl auf die Dermatomyositis als auch auf die Polymyositis zu. Die Dermatomyositis ist durch das zusätzliche Auftreten von typischen Hauterscheinungen, z.B. periorbitale (um die Augen herum) und periorale (um den Mund herum) Hautrötungen sowie durch Hautrötungen im Dekolletébereich oder auf den Streckerseiten der Arme und Beine gekennzeichnet. Eine klassische Hauterscheinung sind die Gottron'schen Knötchen, die auf dem Handrücken meist im Bereich der Fingergrundgelenke lokalisiert sind.

Als Nachweis für das Vorhandensein einer Dermatomyositis gilt das Auftreten einer dunkellila Hautverfärbung bei gleichzeitiger Schwellung im Oberlidbereich.

Eine Beteiligung des Herzens ist nicht sehr häufig und fällt durch das Auftreten von Herzrhythmusstörungen auf. Ein ausgedehnter Befall des Herzmuskels kann auch zur Beeinträchtigung der Herzfunktion führen.

Diagnosesicherung

Die Diagnose kann als gesichert angesehen werden, wenn folgende Diagnosekriterien vorhanden sind:
- Muskelschwäche mit typischer Lokalisation,
- erhöhte Muskelenzym-Konzentrationen im Blut, die auf einen Untergang von Muskelzellen hinweisen,
- typische Veränderungen bei den elektrophysiologischen Untersuchungen (z.B. Elektromyogramm = EMG),
- Nachweis von Entzündungszeichen in der Muskelprobe,
- zusätzlich für die Dermatomyositis, das Vorhandensein von Hautrötungen.

Zur Einschätzung der Dermatomyositis bzw. Polymyositis werden laborchemisch folgende Parameter routinemäßig bestimmt: Entzündungsparameter, Muskelenzyme, Transaminasen und Autoantikörper.

Es gibt nur wenige spezifische Autoantikörper für die Dermatomyositis und Polymyositis, z.B. der Jo1-Antikörper (bei 11–47% der Patienten mit Dermatomyositis und Polymyositis), der Proteasomen-Antikörper, der PL-7-Antikörper und der PL-12-Antikörper. Der Nachweis von SRP-Antikörpern ist oft an einen akuten Krankheitsbeginn mit schwerem Verlauf und schlechter therapeutischer Beeinflussung gebunden. Das Nachweis von Mi-2-Antikörpern charakterisiert meist eine klassische Dermatomyositis, die im Allgemeinen gut auf die Therapie anspricht. Die fünf zuletzt genannten Autoantikörper sind sehr spezielle Antikörper, die nicht in jedem immunologischen Labor bestimmt werden.

Bei der neurologische Untersuchung (Untersuchung der Nervenfunktion) stellen sich die Muskeleigenreflexe noch lange Zeit als uneingeschränkt auslösbar dar.

Die bildgebenden Verfahren wie z.B. Ultraschall, CT und MRT finden erst derzeit Eingang in die Diagnostik der Myositiden. Eine Differenzierung ist jedoch durch diese Verfahren nicht möglich.

Bei den elektrophysiologischen Untersuchungen (z.B. EMG) finden sich typische Muster, die auf eine Störung der Muskeln hindeuten.

In der feingeweblichen Untersuchung einer Muskelprobe (histologische Untersuchung einer Muskelbiopsie) stellen sich typische Veränderungen dar. Lichtmikroskopisch findet man Muskelfaser-Nekrosen (abgestorbene Muskelzellen), entzündliche Veränderungen, Bildung von Bindegewebe und Muskelzellen verschiedenen Stadien der Erholung nach einem entzündlichen Befall. Die Unterscheidung zwischen Dermatomyositis bzw. Polymyositis erfolgt histologisch durch die verschiedene Lokalisation der entzündlichen Herde – bei der Dermatomyositis in Umgebung der Gefäße und bei der Polymyositis direkt im Muskelgewebe. Zusätzliche elektronenmikroskopische Verfahren sind für die Diagnosestellung der Dermatomyositis und/oder Polymyositis nicht unbedingt erforderlich.

Therapeutische Möglichkeiten

Sollte die Ursache der Dermatomyositis bzw. Polymyositis ein viraler, bakterieller oder parasitärer Infekt gewesen sein, ist die Therapie auf die Bekämpfung des Erregers angelegt. Bei viralen Erregern ist das durch Medikamente nicht immer möglich.

Bei Auftreten der seltenen Möglichkeit einer Dermatomyositis bzw. Polymyositis als Begleitreaktion einer bösartigen Erkrankung muss eine adäquate Therapie der Grunderkrankung eingeleitet werden. Nach erfolgreicher Therapie der bösartigen Erkrankung bilden sich die Symptome der Dermatomyositis bzw. Polymyositis oft gleichzeitig ohne zusätzliche Therapie zurück.

Nach Ausschluss einer Infektion, einer bösartigen Erkrankung bzw. anderer Ursachen erfolgt eine Therapie mit antientzündlichen, immunsuppressiven Therapeutika, die die fehlgesteuerte Reaktion des Körpers gegen seine eigenen Muskelzellen hemmt.

Das Mittel der Wahl ist Kortison (z.B. Prednisolon). Begleitend zur Kortisontherapie können weitere Immunsuppressiva wie Methotrexat, Azathioprin, Cyclophosphamid, Mycofenolat oder auch Cyclosporin A gegeben werden.

Gegebenenfalls ist auch die Gabe von Immunglobulinen indiziert, wobei der Wirkungsmechanismus nicht eindeutig geklärt ist. Darüber hinaus handelt es sich um ein sehr teures Medikament.

Sonderform der Myositis – die Einschlusskörperchen-Myositis

Bei der Einschlusskörperchen-Myositis (inclusion body myositis = IBM) handelt es sich um eine chronische Polymyositis, die durch das Vorhandensein von Einschlüssen in der Zelle und in den Zellkernen charakterisiert ist. Im Unterschied zur Dermatomyositis bzw. Polymyositis ist hier vornehmlich das männliche Geschlecht betroffen. Als Ursache werden derzeit virale Infekte diskutiert.

Das Haupterscheinungsbild bei der IBM ist dem der Dermatomyositis bzw. Polymyositis sehr ähnlich, doch auffällig ist im Vergleich zu den anderen beiden Muskelerkrankungen der vorwiegende Befall rumpfferner (distaler) Muskelgruppen.

Die laborchemischen Parameter sind häufig normal. Die Diagnose kann in der Regel nur anhand der typischen Symptome, auffälliger Veränderungen bei den elektrophysiologischen Untersuchungen und mittels der feingeweblichen Untersuchung an einer Muskelprobe erfolgen. In diesem Fall ist jedoch die Elektronenmikroskopie zum eindeutigen Nachweis der Einschlusskörperchen unumgänglich.

Die Therapie mit Kortison und gegebenenfalls anderen immunsuppressiven Medikamenten entspricht der bei Dermatomyositis bzw. Polymyositis.

Polymyalgia rheumatica und Arteriitis temporalis

Beide Krankheitsbilder werden unter dem Begriff der Polymyalgia arteriitica (PMA) zusammengefasst. Weitere Synonyme sind Polymyalgia-rheumatica-Riesenzellarteriitis-Syndrom (PMR-RZA-Syndrom), Riesenzellarteriitis, Pseudopolyarthrite rhizomélique.

Bei der Polymyalgia rheumatica handelt es sich um eine Muskelschwäche begleitet von Muskelschmerzen, wobei insbesondere rumpfnahe Muskelpartien betroffen sind. Die Ursache dieser Symptome ist eine Gefäßentzündung.

Ursachen und Erkrankungshäufigkeit

Die Ursachen der Erkrankung sind unbekannt. Erbliche Faktoren scheinen eine Rolle zu spielen. Man weiß z.B., dass Menschen mit weißer Hautfarbe häufiger als farbige Menschen an dieser Erkrankung leiden. Aber auch Infektionen werden als Ursache diskutiert.

Etwa 1% der Menschen mit einem Lebensalter von über 65 Jahren erkranken an einer PMA. Frauen sind etwa dreimal so häufig wie Männer betroffen. Pro 100 000 Einwohner muss man mit 20–30 Neuerkrankungen im Jahr rechnen.

Symptome

Oft stehen anfangs grippeähnliche Beschwerden im Vordergrund. Meist treten dann innerhalb eines kurzen Zeitraums symmetrische heftige Schmerzen im Schulter- oder Beckengürtel oder anhaltende, dumpfe, bohrende Kopfschmerzen im Bereich der Schläfenregion, seltener im Nacken oder Hinterkopf auf. Die betroffenen Personen erleben ein zum Teil abruptes Umschlagen ihrer Stimmung, die dann von Traurigkeit und Pessimismus bestimmt wird (Depression). Die Muskelschmerzen (insbesondere die der rumpfnahen Muskulatur) sind in den frühen Morgenstunden am ausgeprägtesten und werden zum Abend hin ein wenig besser erträglich. Mitunter können jedoch die Schmerzen Tag und Nacht bestehen und somit zu Schlafstörungen führen. Die Muskelschmerzen sind häufig von Gelenkschmerzen begleitet und die Gelenke sogar entzündlich geschwollen. Der Charakter der Muskelschmerzen ist ein anderer als der, den man vom Muskelkater her kennt. Mitunter klagen die Patienten über eine «Muskelsteife», insbesondere am Morgen. Es fällt besonders schwer, morgens aus dem Bett zu kommen, und Treppensteigen wird regelrecht zu einer Qual. Häufig treten leichtes Fieber und eine Gewichtsabnahme auf. Langes Reisen, ohne die Beine ausstrecken zu können, fällt den meisten PMA-Patienten schwer.

Ein Alarmzeichen sind Kopfschmerzen. Diese sind im speziellen Fall oft vergesellschaftet mit einer verdickten, entzündlich geschwollenen und druckschmerzempfindlichen Schläfenarterie. Teilweise ist die Umgebung dieses Gefäßes geschwollen. Auch über das Auftreten von Kieferschmerzen beim Kauen oder Sprechen wird berichtet. Häufig treten Sehstörungen wie kurzzeitige, einige Sekunden anhaltende Sehverluste auf. Diese Symptome können auf einen gefährlichen Befall der Netzhautgefäße hindeuten. Bei unbehandelten Fällen kann es hierbei zum Auftreten der schwerwiegendsten Komplikation der PMA, der vollständigen Erblindung, kommen. Die Ursache ist ein entzündlich bedingter Verschluss der zentralen Netzhautarterie, die zur Minderdurchblutung des Sehnervs führt und somit die Erblindung bedingt. In seltenen Einzelfällen können auch Augenmuskel- und Halbseitenlähmungen auftreten.

Bei Vorliegen einer PMA ist es in jedem Fall notwendig, regelmäßig ärztlich betreut zu werden. Sollten Symptome wie Verschwommen-Sehen oder das Wahrnehmen von Doppelbildern auftreten, die Alarmzeichen hinsichtlich eines Befalls der Netzhautarterie darstellen, sollte unverzüglich ein Arzt aufgesucht werden.

Gerade bei leichten Fällen der PMA können die Symptome fälschlich als Arbeitsüberlastung, als durch soziale Probleme bedingt oder als altersbedingt verkannt werden. Die genaue Befragung des Patienten, die Blutuntersuchungen und das gute Ansprechen auf Kortison sichern jedoch die Diagnose.

Diagnosesicherung

Die Diagnose richtet sich nach dem typischen klinischem Erscheinungsbild. Dazu gehört:
- beidseitiger Schulterschmerz (manchmal mit «muskulärer Steifheit»),
- Druckempfindlichkeit an beiden Oberarmen,
- Gewichtsverlust, Depression,
- Krankheitsentwicklung innerhalb von 2–4 Wochen,
- Alter > 65 Jahre,
- Morgensteifheit länger als 1 h,
- Nachweis einer aktiven Entzündung bei der Blutuntersuchung (Blutsenkungsgeschwindigkeit > 50 mm/h),
- promptes Ansprechen auf Kortison.

Mitunter können PMA-ähnliche Beschwerden auch auf andere Erkrankungen zurückzuführen sein (z.B. bösartige Erkrankungen, Muskelentzündungen, Gefäßentzündungen, beginnende RA). Aus diesem Grund ist zur Sicherung der Diagnose häufig eine Probenentnahme an der Schläfenarterie notwendig. Bei einem typischen feingeweblichen Bild ist die Diagnose sicher zu stellen und dem Patienten somit eine weitere Diagnostik (Tumorsuche) zu ersparen. Wegen der chronischen Entzündung findet man bei den Patienten mit PMA häufig eine leichte Blutarmut (Anämie).

Therapie

Die PMA spricht außerordentlich gut auf Kortison (z.B. Prednisolon) an. Meistens muss die Therapie mit relativ hohen Dosen begonnen werden. Bei lebensgefährlichen Situationen oder bei drohendem Verlust des Augenlichts muss eine sehr hohe Dosierung gewählt werden. Die Reduktion der Prednisolondosis ist abhängig vom Rückgang der klinischen Beschwerden. Angestrebt wird eine Erhaltungsdosis, die unterhalb der Dosis liegt, welche zu Nebenwirkungen führt. Frühestens nach 1–2 Jahren sollte der Versuch des langsamen Ausschleichens (langsame Reduktion der Kortisondosis bis zum Absetzen) unternommen und schließlich das Absetzen angestrebt werden, da es bei vorzeitigem Absetzen zum Wiederaufflackern der Beschwerden kommen kann.

Verlauf und Prognose

Die PMA verläuft oft über Jahre. Trotzdem ist eine lebenslange Therapie in den meisten Fällen nicht notwendig. Kortisonpräparate können die Erkrankung nicht heilen, sie können jedoch die Beschwerden eindämmen und Komplikationen verhindern. Trotz adäquater Therapie kommen jedoch in den folgenden 3–4 Jahren (selten länger) häufiger Rückfälle vor. Die Rückfälle müssen nicht zwingend die gleichen Beschwerden verursachen. Bei optimaler Therapie besteht die gleiche Lebenserwartung wie für die Normalbevölkerung. Starke körperliche Anstrengung oder physiotherapeutische Behandlungen können zur Beschwerdezunahme führen. Die meisten Menschen mit PMA können dank der Therapie ein normales Leben führen. Gefährlich ist ein plötzliches Absetzen der Kortisontherapie bei noch vorhandener Entzündungsaktivität, da hierbei plötzliche Gefäßverschlüsse auftreten können. Je nach den davon betroffenen Körperregionen kann dies zu Lähmungen, Sehstörungen und Infarkten führen.

Nebenwirkungen
Gewichtszunahme, insbesondere am Stamm (Stammfettsucht), ist leider eine häufige Begleiterscheinung der Therapie. Die Patienten haben eine leicht verletzliche Haut und mitunter eine deutliche Rötung des Gesichts. Selten kommt es bei der zur Therapie der PMA verwendeten Dosierung zum so genannten Vollmondgesicht. Bei längerer, insbesondere hochdosierter Therapie kommt es zum Knochenabbau (Osteoporose). Selten klagen Patienten über leichten Haarausfall sowie über psychische Verstimmtheit. Die Nebenwirkungen sind abhängig von der Dosis und verschwinden nach der Beendigung der Therapie.

Spezielle Probleme

Die Schwierigkeit bei der PMA besteht sicherlich im rechtzeitigen Erkennen der Erkrankung und in der schnellen Einleitung der Therapie, um bleibende Schäden zu verhindern. Kortisonpräparate sind hier das Mittel der Wahl; bisher existiert kein Medikament mit gleicher Wirkung. Kortison wirkt antientzündlich. Es gibt eine Reihe verschiedener Kortisonpräparate in unterschiedlichen Darreichungsformen. Wichtig ist die Dosis, die in Milligramm angegeben wird. Es ist zu beachten, dass Methylprednisolonpräparate um das 1,3-fache wirksamer sind als Prednisolonpräparate. Das heißt, dass beispielsweise 1 mg Methylprednisolon (z.B. Urbason®) so wirksam ist wie 1,3 mg Prednisolon. Die Nebenwirkungen sind jedoch dieselben. Sie sind verknüpft mit der Wirksamkeit. Dexamethasonpräparate sind etwa siebenmal stärker wirksam als prednisolonhaltige Medikamente. Dies heißt, 1 mg Dexamethason ist gleichzusetzen mit der Menge von 7 mg Prednisolon oder 4,9 mg Methylprednisolon. Bei Stressituationen wie z.B. Unfällen ist es nötig, die Dosis kurzzeitig zu erhöhen.

Patientenbericht – R.F.

Schubweise zirka alle 6 Wochen kam es zum Auftreten von Schmerzen in den Gelenken. Vor allem die Kniegelenke (sehr stark geschwollen), das rechte Handgelenk und die rechte Schulter waren betroffen. Begleitend bestanden Schmerzen der Haut und des Gewebes (Berührungsschmerz). Zunehmende Bewegungseinschränkungen stellten sich nach längerem Sitzen und Stehen ein. Später traten diese Schmerzen nachts beim Liegen auf.

Mit der Zeit kam es zur Zunahme der Intensität und Häufigkeit der Beschwerden mit Fieber bis 38 °C, Erschöpfung, blasser Gesichtsfarbe und Gewichtsabnahme. Schmerzen im Nierenbereich, tageweise und nächtliches häufiges Wasserlassen gesellten sich dazu. Bauchschmerzen, leichte Übelkeit und tageweise auftretender Wechsel von Durchfällen und Verstopfungen kamen hinzu.

Ein Vierteljahr später, kurz vor dem akuten Ausbruch der Erkrankung, plagten mich erstmalig starke Kopfschmerzen, Gesichtsschmerzen, Schmerzen der Kopfhaut bei Berührung, Haarausfall und Schmerzen in den Kiefergelenken beim Kauen.

Schließlich blieb das Fieber mit 38 °C und mehr dauerhaft bestehen. Durch Symptome wie geschwollene Augen, Dauerkopfschmerz, Appetitlosigkeit und zusätzlich starkes Herzrasen hatte ich ein massives Krankheitsgefühl. Die Kopfschmerzen lokalisierten sich nun auch im Hinterkopf, im Hals- und im Nackenbereich. Wegen der zunehmenden totalen Schwäche erfolgte die Einweisung ins Krankenhaus durch den Hausarzt und einen Kardiologen. Dort kam es zur weiteren Verschlimmerung der Kopf-, Hals- und Nackenschmerzen. Zum Teil war sogar mein Bewusstsein eingetrübt. Kauen war kaum noch möglich. Die Schmerzen im Schläfen- und Kieferbereich traten neben den allgemeinen Beschwerden immer mehr in den Vordergrund. Trotz Beta-Blocker-Therapie hielt auch das unerträgliche Herzrasen an, sogar im Liegen. Zusätzlich sehr unangenehm war ein starkes Schwitzen vorwiegend nachts (wie geduscht). Eine Antibiotikatherapie blieb ohne Erfolg. Dann wurde eine Arteriitis temporalis diagnostiziert. Eine hochdosierte Kortisontherapie wurde eingeleitet. Trotz hoher Kortisondosen erfolgte keine prompte Verbesserung des Zustands. Daher erfolgte eine erneute Einweisung in eine Spezialklinik.

Nach Abschluss der dortigen Untersuchungen (auch dort wurde die Diagnose einer Arteriitis temporalis gestellt) und nach Entlassung trat trotz Kortisontherapie erneut hohes Fieber mit Temperaturen über 40 °C. Daher wurde ich nun in eine infektiologische Abteilung eingeliefert; dort trat unter weiterhin hohem Fieber eine Vaskulitis (Gefäßentzündung) an beiden Unterschenkeln mit sehr schmerzhaften, kirschgroßen, blau-roten Knoten auf. Weiterhin hatte ich starkes Herzrasen und starke Schmerzen im Brustbein und im oberen Rücken. Eine Infektionserkrankung konnte zum Glück ausgeschlossen werden.

Dannach erfolgte zusätzlich zur Kortisontherapie eine immunsuppressive Therapie mit Methotrexat. Diese führte zu einer deutlicher Besserung der Beschwerden, so dass die Kortisondosis sogar reduziert werden konnte. Die deutliche Verbesserung verführte mich zum selbständigen Absetzen der Methotrexattherapie. Daraufhin brach die Krankheit mit allen Beschwerden wieder auf.

Die Therapie mit einer minimalen Kortisondosis und begleitender Methotrexattherapie wurde erneut begonnen. Heute fühle ich mich relativ wohl, habe eine gute Bewegungsfähigkeit der Gelenke und keine Muskelschmerzen, kein Fieber und keine Bauchschmerzen mehr. Schubweise treten noch Kopfschmerzen im Stirnbereich, leichte Kaubeschwerden und Erschöpfung auf.

Vaskulitiden (Gefäßentzündungen)

Einteilung

Als Vaskulitiden werden Gefäßwandentzündungen bezeichnet. Die Symptomatik ist durch die betroffenen Gefäße geprägt. Die Einteilung der Vaskulitiden richtet sich nach dem Befallsmuster der Gefäße:
- Befall großer Arterien (Arteriitis temporalis, Takayasu-Arteriitis)
- Befall kleiner und mittlerer muskulärer Arterien (Panarteriitis nodosa)
- Befall kleiner Arterien (Wegenersche Granulomatose, Churg-Strauss-Vaskulitis)
- Befall von Arteriolen, Venolen und Kapillaren (Leukozytoklastische Vaskulitis, Purpura Schoenlein-Henoch)

Bei den oben aufgeführten Gefäßentzündungen handelt es sich um «primäre» Gefäßentzündungen. Das bedeutet, dass keine andere Grunderkrankung als Ursache für die Erkrankung vorliegt. Die Erkrankungen sind jeweils durch eine Gefäßentzündung charakterisiert. Ihre Ursachen sind weitgehend ungeklärt.

Im Gegensatz dazu treten sekundäre Vaskulitiden infolge anderer Erkrankungen auf, z.B. bei RA, SLE, bei anderen Kollagenosen und bei verschiedenen anderen Erkrankungen wie Virusinfektionen.

Vaskulitiden der großen Gefäße: Takayasu-Arteriitis und Arteriitis temporalis

Die Arteriitis temporalis ist eine Sonderform der Polymyalgia rheumatica und wird im Kapitel «Polymyalgia rheumatica und Arteriitis temporalis» (S. 70) beschrieben.

Die Takayasu-Arteriitis ist eine Gefäßentzündung mit Bevorzugung der großen herznahen Gefäße. Daher auch ihr Synonym: Aortenbogensyndrom. Ein weiteres Synonym ist «pulseless disease» (deutsch pulslose Erkrankung), da der Puls der Armarterien in der Mehrzahl der Fälle nicht mehr palpabel sind. Überwiegend sind von dieser Erkrankung junge asiatische Frauen betroffen. Folgende Symptome lassen an das Vorliegen einer Takayasu-Arteriitis denken: Deutliche Unterschiede der Blutdruck-Werte des rechten und linken Arms, Stenosegeräusche, Schmerzen der Arme nach körperlicher Belastung (Claudicatio-Symptomatik), allgemeine Krankheitssymptome, Schwindel, Kopfschmerzen und das Fehlen des Pulses an den Armen. Der Nachweis erhöhter Entzündungswerte und der Nachweis typischer Gefäßveränderungen in der Angiographie (Gefäßdarstellung mit Hilfe einer Kontrastmittel-Gabe und Röntgentechnik) können bei typischen klinischen Symptomen die Erkrankung sichern.

Panarteriitis nodosa

Die Panarteriitis nodosa ist eine systemische nekrotisierende (mit Gewebeuntergängen einhergehende) Gefäßentzündung aller Gefäßwandschichten, die bevorzugt die kleinen und mittleren Arterien befällt. An den betroffenen Arterien können sich perlschnurartige Knoten bilden, die der Erkrankung ihren Namen geben.

Panarteriitis nodosa ist eine sehr seltene Erkrankung, die bei Männern zwei- bis dreimal häufiger auftritt als bei Frauen, wobei ein Auftreten in jedem Lebensalter möglich ist. Durch den Befall vorwiegend kleiner und mittelgroßer Arterien können viele verschiedene Organe betroffen sein. Daher gibt es die unterschiedlichsten Symptome. Im Vordergrund stehen allgemeine Beschwerden wie vermindertes Allgemeinbefinden, Fieber und Gewichtsverlust. Für die Erkrankung charakteristische Symptome sind: Gelenkentzündungen mit nachfolgenden Gelenk-Fehlstellungen, Nervenstörungen (Polyneuropathien), Muskelschmerzen und Hautveränderungen mit netzartigem Charakter (Livedo reticularis). Herz und Nieren können ebenfalls durch die Erkrankung betroffen sein. Die Diagnosesicherung ist oft sehr schwierig. Differentialdiagnostisch müssen eine Reihe verschiedenster Infektionen ausgeschlossen werden. Bei Hinweisen für einen lokalisierten Organbefall hilft in einigen Fällen nur die Entnahme einer Gewebeprobe zur feingeweblichen Untersuchung, um die Diagnose sichern zu können.

Laborchemisch sind erhöhte Entzündungswerte und in einigen Fällen das Auftreten von Autoantikörpern, die sich gegen Bestandteile von weißen Blutkörperchen richten (ANCA) charakteristisch. Therapeutisch kommen vorwiegend Kortisonpräparate und meist begleitend weitere Immunsuppressiva zur Anwendung.

Churg-Strauss-Vaskulitis – allergische granulomatöse Vaskulitis

Diese Form der Gefäßentzündung ist der der Panarteriitis nodosa sehr ähnlich. Das Hauptunterscheidungsmerkmal ist das Vorliegen einer allergischen Komponente, vor allem die Vergesellschaftung mit einem Lungenasthma (Asthma bronchiale). In den meisten Fällen ist die Lunge beteiligt, nur selten manifestiert sich die Erkrankung an den Nieren. Neben hohen Entzündungswerten fällt als typischer Laborparameter eine massive Vermehrung von Eosinophilen (eosinophile Granulozyten) auf. Die Eosinophilen gehören zu den weißen Blutzellen, welche für die Abwehrfunktion des Körpers gegen verschiedene Erreger nötig sind. Sie werden vorwiegend bei allergischen Reaktionen und Infektionen mit Parasiten aktiv. Therapeutisch ist im Akutfall der Einsatz von Kortison häufig ausreichend.

Wegenersche Granulomatose

Diese Form der Entzündung der Gefäße geht mit Granulomen und Gewebeuntergängen (Nekrosen) der kleinen und mittleren Arterien und Venen einher und wurde erstmals 1936 von dem Pathologen Friedrich Wegener beschrieben. Bevorzugt werden die Lunge, der Hals-Nasen-Ohren-Bereich und die Nieren befallen. Männer erkranken zweimal häufiger als Frauen. Die Symptome sind je nach befallenen Organen:

- Chronische Nasennebenhöhlen-Entzündung mit eitrigem, blutigem Sekret. Im weiteren Verlauf kann eine Zerstörung der knorpeligen Anteile des Nasenskeletts hinzutreten, die zur Entstehung einer typischen «Sattelnase» führt.
- Bei einer Lungenbeteiligung kommt es zu Schmerzen im Brustkorb, Husten und Abhusten von blutigem Sputum. Im Röntgenbild stellen sich typische Verschattungsmuster dar.
- Bei einer Nierenbeteiligung kommt es zum Auftreten einer Nierenentzündung (Glomerulonephritis), diese geht einher mit Nachweis von roten Blutkörperchen und Eiweiß im Urin.

Die Therapie besteht vorwiegend in der Gabe von Kortison und Cyclophosphamid. Bei den laborchemischen Parametern findet man wiederum erhöhte Entzündungswerte, und es kann der Nachweis von Autoantikörpern gegen zytoplasmatische Antigene neutrophiler Granulozyten (ANCA) geführt werden.

Patientenbericht – C.R.

Ich hatte bis zu meinem dreißigsten Geburtstag nie einen richtigen Schnupfen, aber Mittelohrentzündungen und starken Husten. Mindestens 4 Wochen «bastelte» ich meist mit meinen Hausmitteln rum. Danach bin ich doch zum Hals-Nasen-Ohren-Arzt gegangen. Der Hals war oft sehr gerötet, es wurden aber nicht sofort Antibiotika verordnet, sondern zunächst Inhalation und Kurzwelle. Die Hauptbeschwerden gingen von der Stirn um den Kopf, wie von einem Stirnband mit leichtem Druck. Ich hatte aber keine Kopfschmerzen. Röntgenaufnahmen waren immer ohne Befund. Dieser Zustand wiederholte sich zwei- bis dreimal pro Jahr. 1976 fuhr ich mit meiner ganzen Familie (5 Personen) in den Urlaub. Nach einigen Tagen bekam ich hohes Fieber und Übelkeit. Ein Arzt dachte an eine Nierenbecken-Entzündung. Zurück in Berlin, kam ich gleich ins Krankenhaus. Nach einigen Tagen wurde der Blinddarm entfernt, er war aber überhaupt nicht entzündet, wie sich später herausstellte. Jahre später hatte ich eine schmerzhafte Schultergelenksentzündung. Dabei fiel mir auf, dass ich in diesem Jahr keine Erkältung hatte.

Mit 45 Jahren kam ich schon in das Klimakterium. Seelisch ging es mir nicht gut, ich glaubte, alles nicht mehr zu schaffen, war antriebslos und furchtbar müde.

Ab 1985 habe ich mich intensiv um meine Schwiegermutter gekümmert: 1989 schlief sie in meinen Armen ein. Außerdem wurde ab Ende 1988 unser Mietshaus saniert. Ich hatte viel Arbeit, viel Stress, viel

Baumüll. Unsere Wohnung war eine richtige Baustelle. Wenn ich mir ältere Fotos ansehe, erschrecke ich mich und sehe im nachhinein, dass ich schon damals krank aussah.
Ab 1990 habe ich ständig so komisch gehüstelt, ohne erkältet zu sein. Ab 1992 hatte ich in großen Abständen starkes Nasenbluten. Vor Weihnachten 1992 setze bei mir wieder eine Erkältung ein, dieses Mal ging ich gleich zum Arzt. Der stellte jedoch nichts fest.
Nach Weihnachten im Januar 1993 hatte ich hohes Fieber. Es wurden viele Antibiotika verordnet – kein Mittel senkte jedoch das Fieber. Ende Januar bin ich zu einem anderen Hals-Nasen-Ohren-Arzt gegangen. Durch Sonographie wurde eine dicke Entzündung in der Kieferhöhle bemerkt, und es wurden Spülungen durchgeführt. Gleichzeitig hatte ich entzündetete Augen – es wurde eine Lederhaut-Entzündung festgestellt, welche erst wegging, als auch das Fieber besser wurde. Ein Internist stellte fest, dass das Blutbild sehr schlecht war und verordnete noch stärkere Antibiotika.
Ende Januar 1993 erfolgte die Einweisung in ein Krankenhaus. Bei einer Röntgenuntersuchung der Lunge wurde ein dunkler Schatten gesehen. Es bestand Verdacht auf eine Tuberkulose. Mir ging es sehr schlecht – hohes Fieber und Übelkeit. In einer Nacht ging plötzlich ein «elektrischer Schock» durch meine Beine, und vor allem der Fuß wurde rot und empfindlich und schwoll ganz dick an. Erst im März 1993 erfuhr ich den wahren Grund meiner Nervenentzündung, die abgeschwächt chronisch noch heute zu spüren ist. Die Nierenwerte waren zu diesem Zeitpunkt bereits erhöht (Kreatinin). Ich konnte nichts essen und hatte hohes Fieber. Eine Lungenspiegelung zeigte keine Hinweise für das Vorliegen einer Tuberkulose. Im Februar 1993 wurde erstmals die Diagnose Wegenersche Granulomatose gestellt. Die Behandlung erfolgte mit Plasmapheresen, Chemotherapie, Kortison und später Endoxantabletten.
Im April 1993 befiel mich nachts eine große Übelkeit, ich konnte nicht schlafen. Die Nerven in den Beinen zuckten fürchterlich und ich konnte nicht still liegen. Ich nahm bis auf 45 kg ab. Trotz Therapie konnte ich kaum laufen, erst Ende April habe ich es wieder erlernt.
Im Mai 1993 erfolgte die Entlassung aus dem Krankenhaus. Kontrollen erfolgten ambulant. Bis Ende 1993 hatte ich fast 15 kg zugenommen, vorwiegend im Gesicht und an den Beinen. Die Beine wurden immer dicker, besonders die Knie. Ich empfand die Beine als schwer wie Blei und die Knie wie aus Gummi. Im September bin ich auf beide Handgelenke gestürzt. Im Herbst 1994 hatte ich erneut erhöhte Temperatur und konnte schlecht laufen. Es erfolgte eine erneute Krankenhaus-Einweisung. Die Kortisondosis konnte gesenkt werden und eine kalorienreduzierte Kost wurde wegen der vorherigen massiven Gewichtszunahme begonnen.
Ab 11. November 1994 bin ich zu schlapp, um spazieren zu gehen. Ich habe Fieber und ein zunehmend starkes Krankheitsgefühl. Das Blutbild war erneut sehr schlecht. Jetzt erfolgte eine Vorstellung in einer rheumatologisch orientierten Klinik. Erneut wurde ich stationär aufgenommen. Im März stieg mein Blutdruck an, und ich hatte starkes Nasenbluten. Die erhöhte Temperatur blieben latent bestehen. Es erfolgte eine Therapieumstellung (Kortison, Bactrim, Imureck). Am 24. März 1995 musste ich mich wieder einer Chemotherapie unterziehen, da die Nierenwerte schlechter wurden.
Im Laufe des Jahres ging es mir langsam besser. Im April 1996 starte ich die erste Radtour nach der langen Krankengeschichte. Im Mai zur ambulanten Blutbildkontrolle ist alles in Ordnung. Im Mai 1997 sind die Blutdruck-Werte zu hoch. Stationär wird alles kontrolliert. Ab Juni 1997 erhalte ich zusätzlich Medikamente wegen Knochenschwund (Osteoporose). Im Herbst und Winter 1997 hat sich mein Zustand wieder gebessert. Vom 5. bis 14. Juli 1998 stationäre Aufnahme, da der Blutdruck sehr angestiegen ist. Ab August 1998 bin ich gut eingestellt. Die ambulante Untersuchung ist jetzt in größeren Abständen möglich, und mir geht es weiterhin gut.

Leukozytoklastische Angiitis – Hypersensitivitätsangiitis

Diese Begriffe vereinen vielfältige klinische Syndrome. Vorwiegend befallen sind die Arteriolen (kleine Arterien), Venolen und Kapillaren, also die kleinsten aller Gefäße. Oft ist ein bestimmter Auslöser zu eruieren (z.B. eine Medikamenteneinnahme oder eine Infektion). Klinisch imponiert eine Hautmanifestation mit tastbarem Hautbefund (palpable Purpura). Diese Hauterscheinungen findet man vorwiegend an den unteren Extremitäten. Eine Beteiligung innerer Organe ist selten. Zeitweise treten Bauchschmerzen durch den dortigen Gefäßbefall auf. Die Therapie besteht vorwiegend in der Elimination des Auslösers und bei unzureichendem Ansprechen in der vorübergehenden Gabe von Kortison.

Purpura Schoenlein-Henoch

Bei dieser Gefäßentzündung handelt es sich um eine typische leukozytoklastische Gefäßentzündung, was soviel bedeutet, dass die betroffenen Gefäßwände mit weißen Blutkörperchen infiltriert sind. Klinisch finden sich in der Umgebung der entzündlich veränderten Gefäße kleinste Einblutungen (Abb. 14), die palpable Purpura genannt werden (typische Hauterscheinung), Gelenkschmerzen, Bauchkrämpfe und auch eine Nierenbeteiligung. Gelegentlich wird als Auslöser eine vorausgegangene Infektion der oberen Luftwege gefunden (z.B. durch Streptokokken). Die Prognose der Erkrankung ist sehr gut. Oft reicht die medikamentöse Bekämpfung des auslösenden Keimes aus. Nur in seltenen Fällen ist die kurzfristige Gabe von Kortison zur Durchbrechung des Entzündungsprozesses notwendig.

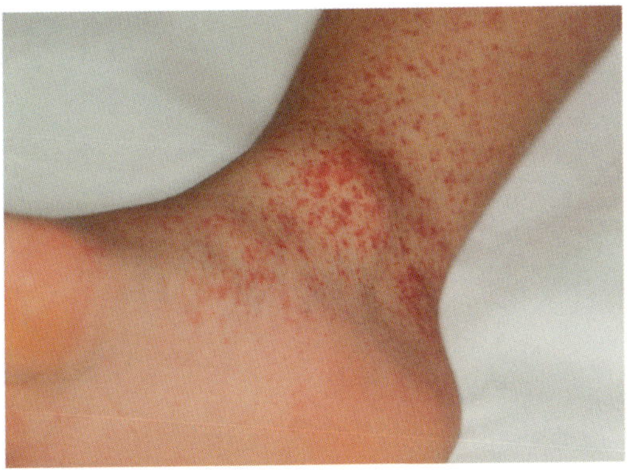

Abb. 14.
Schoenlein-Henoch Vaskulitis.

Die Symptomatik der Gefäßentzündungen ist insgesamt sehr vielseitig. Oft ist eine Zuordnung zu den Hauptgruppen der Gefäßentzündungen nicht möglich. In diesen Fällen spricht man von undifferenzierbaren bzw. nicht näher klassifizierbaren Gefäßentzündungen. Da die Therapie der einzelnen Gefäßentzündungen sehr ähnlich ist, vorwiegend in der Gabe von Kortison besteht und gegebenenfalls in hartnäckigen Fällen begleitend die Verordnung eines milden Immunsuppressivums notwendig wird, kann oft erst der Verlauf der Erkrankung eine eindeutige Diagnosesicherung herbeiführen.

Fibromyalgie

«Fibra» (lat.) Faser, «Myos» (griech.) Muskel, «-algie» (von griech. Algos) Schmerz, Leid.

Die Fibromyalgie ist ein generalisiertes Schmerzsyndrom, welches oft als Lumbal- oder Zervikalsyndrom (Schmerzsyndrom im Halswirbelsäulen- oder Lendenwirbelsäulen-Bereich) beginnt und im Verlauf von Monaten oder Jahren in eine generalisierte Schmerzerkrankung übergeht. Synonyme sind «fibromyalgisches Syndrom», «Fibrositissyndrom» und «generalisierte Tendomyopathie». Zwei Formen der Fibromyalgie werden unterschieden, die primäre Fibromyalgie und die sekundäre Fibromyalgie. «Primär» bedeutet, dass sich eine Fibromyalgie entwickelt, ohne dass eine andere Grunderkrankung vorliegt. Von «sekundärer» Fibromyalgie spricht man, wenn typische Symptome einer Fibromyalgie zusätzlich zu einer bereits bestehenden entzündlichen-rheumatischen Erkrankung (z.B. RA oder SLE) auftreten.

Symptomatik und Vorkommen

Im Vordergrund steht eine erhöhte Druckschmerzempfindlichkeit an typischen Druckpunkten, den so genannten «tender points». Diese Druckschmerzempfindlichkeit wird häufig begleitet von schmerzhaften Muskelverspannungen mit ziehendem/reißendem Charakter. Oft liegen vegetative und funktionelle Begleitsymptome wie Müdigkeit, Schlafstörungen, Leistungsabfall oder anderes mehr vor. Bevorzugt sind Frauen ab dem 35. Lebensjahr betroffen; ein Maximum des Auftretens dieser Erkrankung fällt mit dem Einsetzen der Wechseljahre zusammen.

Diagnosesicherung

Die Diagnose lässt sich lediglich bei typischer Symptomatik und dem Nachweis einer Druckschmerzempfindlichkeit an mindestens 11 der 18 «tender points» stellen (Abb. 15). Laborchemische Parameter zur Sicherung der Diagnose gibt es nicht. Entzündungswerte oder Autoantikörper sind bei der primären Form der Fibromyalgie grundsätzlich negativ. Der Ausschluss anderer entzündlich-rheumatischer Erkrankungen muss im Vorfeld erfolgen.

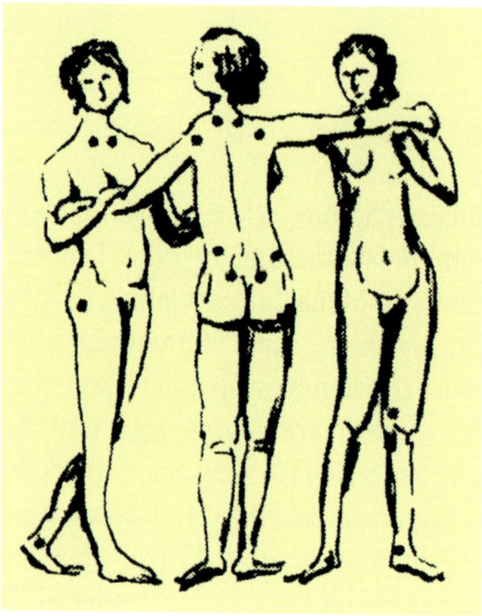

Abb. 15. Fibromyalgie-Druckpunkte (tender points).

Therapie

Die Therapie der Fibromyalgie ist schwierig und oft sehr langwierig. Eine so genannte Therapie der Wahl gibt es bei dieser Erkrankung nicht. Am wirkungsvollsten ist ein multimodales Therapiekonzept, welches psychotherapeutische, physikalische und medikamentöse Therapiestrategien verbindet. Das psychotherapeutische Spektrum sollte neben autogenem Training und progressiven Muskelrelaxationsübungen zur Muskelentspannung auch Schmerzbewältigungsprogramme zur aktiven Schmerzverarbeitung umfassen. Letztgenanntes ist gerade bei chronischen Schmerzen ein wichtiges Standbein der Therapie.

Bei der physikalische Therapie ist alles erlaubt, was dem Patienten Linderung bringt. Neben Krankengymnastik, Wärme- und Kälteanwendungen können Elektrotherapien und nicht zuletzt auch die Akupunktur angewendet werden.

Medikamentös konnten bisher nur mit Gaben von antidepressiv wirkenden Medikamenten wie z.B. Saroten® in Kombination mit Naproxen® positive Effekte erzielt werden. Neue medikamentöse Ansätze werden derzeit überprüft.

Osteoporose

Knochenphysiologie – eine kleine Einführung in den Knochenstoffwechsel

Das Skelettsystem des Menschen ist bedeutsam als Stützapparat, für die Fortbewegung, als Schutz für die inneren Organe und das Rückenmark sowie zur Aufrechterhaltung des Calcium- und Phosphathaushalts. Zur Vorbeugung einer Überalterung des Knochengewebes und aufgrund der oben genannten Funktionen sowie in Reaktion auf mechanische Belastungsveränderungen unterliegt der Knochen einem ständigem Knochenauf- und -abbau. An diesem Prozess sind vor allem zwei Knochenzellarten beteiligt, die Osteoblasten (knochenaufbauende Zellen) und die Osteoklasten (knochenabbauende Zellen). Zwischen Knochenauf- und -abbau besteht normalerweise ein Gleichgewicht. Kommt es durch verschiedenen Umstände zu einer Störung dieses Gleichgewichts ist ein vermehrtes Knochenwachstum (übermäßige Knochenneubildung) oder aber eine Verminderung der Knochensubstanz wie etwa bei der Osteoporose die Folge.

Was versteht man unter Osteoporose?

Die Osteoporose ist eine systemische Skeletterkrankung, die mit einer erniedrigten Knochendichte und Veränderungen der Mikroarchitektur des Knochens einhergeht. Daraus resultiert ein deutlich erhöhtes Risiko, einen Knochenbruch (z.B. Schenkelhalsbruch) zu erleiden. Die Weltgesundheitsorganisation definiert eine Osteoporose anhand des Knochendichte-Werts. Ist der gemessene Knochendichte-Wert um mindestens 2,5 Standardabweichungen (SD) geringer als der mittleren Knochendichte-Wert (T-Wert) eines gesunden 30-jährigen Menschen, ist von einer Osteoporose auszugehen.

Die Entstehungsursachen der Osteoporose

In Deutschland leiden ungefähr 4,2 Millionen Menschen an einer Osteoporose, zirka 3,1 Millionen Frauen und zirka 1,1 Millionen Männer sind betroffen.

Die Entstehungsursache der Osteoporose besteht in einem Ungleichgewicht zwischen Knochenauf- und -abbau. Die Ursache kann somit ein verminderter Knochenaufbau bei konstantem -abbau oder ein erhöhter Knochenabbau bei konstantem -aufbau sein. Die Einteilung der Osteoporose erfolgt nach ihren Entstehungsmechanismen (Tab. 4).

Tab. 4. Klassifizierung der Osteoporose (nach Ringe, 1995)

Primäre Osteoporose
– Idiopathische Osteoporose ohne Risikofaktoren (Ursache unklar)
– Primäre Osteoporose mit Risikofaktor
– Postmenopausale Osteoporose (nach den Wechseljahren)
– Senile Osteoporose (Altersosteoporose)
Sekundäre Osteoporose
– Monoätiologisch (ein Faktor führt zur Osteoporose)
– Polyätiologisch (mehrere Faktoren führen zur Osteoporose)

Faktoren, die die Ausbildung einer Osteoporose fördern, sind hohes Lebensalter, weibliches Geschlecht, weiße oder asiatische Herkunft, frühe Menopause, asthenische (schlanke) Körpergestalt, Zigarettenrauchen, übermäßiger Alkoholgenuss, erniedrigte Calciumaufnahme und Immobilität.

Mögliche Ursachen von sekundären Osteoporosen sind:

1 Hormonelle Erkrankungen, z.B. Erkrankungen der Nebenschilddrüse, Störungen der Eierstocksfunktion, Diabetes mellitus (Zuckerkrankheit); Magen-Darm-Erkrankungen, z.B. Entzündungen der Darmwand, die dann zu einer verminderten Aufnahme von Mineralien führen können; Nierenerkrankungen; Erkrankungen des blutbildenden Systems, die sich teilweise am Knochen manifestieren können.

2 Medikamente: Kortisonpräparate, Blutverdünnungsmedikamente (Heparin), antiepileptische Medikamente (Antikonvulsiva), Magenmedikamente (Antacida) und Schilddrüsenhormone.

Lokale Knochendichte-Verluste können bei entzündlich-rheumatischen Erkrankungen wie der RA oder der ankylosierenden Spondylitis (Morbus Bechterew) auftreten.

Wie äußert sich die Osteoporose?

Das klinische Bild ist durch Rückenschmerzen geprägt – akut infolge frischer Deckplatteneinbrüche oder Mikrofrakturen im Bereich der Wirbelkörper und chronisch durch Veränderungen des Wirbelsäulenskeletts infolge von Wirbelkörperfrakturen

Weitere Symptome sind:

- Körpergrößenabnahme,
- das Auftreten von spezifischen Hautfalten am Rücken, dem so genannten Tannenbaumphänomen, und der queren Bauchfalte als Ausdruck eines verringerten Brustbein/Becken-Abstands,
- Knochenbrüche bei ausgeprägten Osteoporosen.

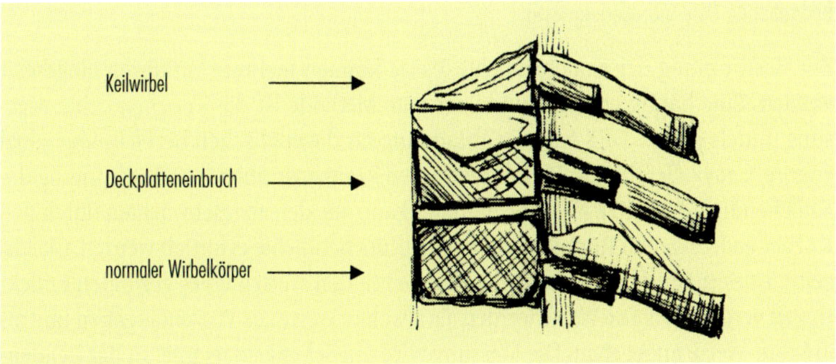

Abb. 16. Wirbelkörperveränderungen bei Osteoporose.

Typische Veränderungen im Röntgenbild sind Wirbelkörperdeformitäten wie «Fischwirbelkörper» und «Keilwirbel» (Abb. 16).

Die Diagnostik der Osteoporose

Labordiagnostik

Nach Ausschluss anderer Erkrankungen als Ursachen für die Osteoporose, z.B. hormonelle Störungen, entzündliche oder bösartige Grunderkrankungen oder auch Störungen des Magen-Darm-Trakts, erfolgt eine aktuelle Beurteilung des Knochenstoffwechsels.

Folgende Parameter des Knochenauf- und -abbaus werden zur Beurteilung des Knochenstoffwechsels herangezogen:

- Parameter zur Beurteilung einer notwendigen Substitution: Calcium, Vitamin-D-Konzentration,
- Knochenaufbau-Parameter (osteoblastenspezifische Marker): knochenspezifische alkalische Phosphatase, Osteocalcin,
- Knochenabbau-Parameter: die «Crosslink»-Bestimmung (im 24-Stunden-Sammelurin oder im 2. Morgenurin).

Sie werden zur Therapiefestlegung und Verlaufsbeurteilung genutzt.

Bildgebende Osteoporosediagnostik

Zur Bestimmung der Knochendichte-Werte können mehrere Verfahren eingesetzt werden. Eine häufig genutzte und sehr gute Methode ist die Knochendichte-Messung mittels DEXA. DEXA ist die Abkürzung für die englischen Bezeichnung «dual energy X-ray». Bei diesem Verfahren werden Röntgenstrahlen zur Bestimmung der Knochendichte genutzt. Mittels Computer kann aus den abgeschwächten durch den Körper gedrungenen Röntgenstrahlen die Knochendichte ermittelt werden. Gleichzeitig ist es möglich, die gemessenen Werte mit den Werten eines gesunden Kollektivs zu vergleichen. Die Werte werden als absolute Werte, als Prozentangaben und als T-Score-Werte angegeben. Die Messung wird am Schenkelhals und an der Lendenwirbelsäule vorgenommen. Wegen des relativ niedrigen Strahlenrisikos bei guter Aussagefähigkeit und Reproduzierbarkeit wird dieses Verfahren derzeit favorisiert.

Röntgenaufnahmen der Wirbelsäule sollten ergänzend bei ausgeprägten Knochendichte-Minderungen bzw. bei stark diskrepanten Ergebnissen zwischen Schenkelhals und Lendenwirbelsäule durchgeführt werden. Dies ist für die Verlaufsbeurteilung und für die genauere Interpretation des Knochendichte-Befunds ein wichtiger Begleitfaktor.

Die Knochendichte-Messung mittels quantitativer CT an der Lendenwirbelsäule ist vor allem nach bereits eingetretenen Wirbelkörperfrakturen günstiger, da bei dieser Methode einzelne nicht frakturierte Wirbelkörper für die Messung ausgewählt werden können. Bei dieser Untersuchungsmethode ist eine getrennte Auswertung von kortikalem (festerer äußerer Knochen) und spongiösem (netzartiger innerer Knochen) Knochen möglich.

Die Knochendichte-Messung mittels Ultraschall soll Informationen zur Knochengewebe-Qualität liefern und somit den Aussagewert der Knochendichte-Messung mittels DEXA in Bezug auf die Frakturgefährdung verbessern. Es ist nicht anzunehmen, dass die Ultraschalluntersuchung zur Beurteilung der Knochendichte die DEXA-Messung in naher Zukunft ablösen wird.

Therapie

Die Behandlung ist sehr individuell und wird in der Regel für jeden einzelnen Patient speziell aus folgenden Elementen zusammengestellt:

1. Physikalische Therapie (Krankengymnastik).
2. Medikamentöse Therapie
   - Substitution (Calcium, Vitamin D),

- Resorptionshemmer – Medikamente, die den Knochenabbau hemmen (Östrogene nach Ausschluss von Kontraindikationen, Bisphosphonate (Alendronat, Etidronat, Risedronat, Calcitonin))
- Aufbauförderer – Medikamente, die den Knochenaufbau fördern (Fluoride, Anabolika),
- Schmerzmedikamente (nichtsteroidale Antirheumatika, Propionsäureester).

Bei verminderten Calcium- bzw. Vitamin-D-Werten ist der Grundpfeiler der Therapie eine ausreichende Zufuhr von Calcium und Vitamin D.

In Abhängigkeit vom Ausmaß der Knochendichte-Minderung sollte zusätzlich zur Substitutionstherapie eine Knochenresorptionshemmung erfolgen. Bei Frauen jenseits der Menopause ohne Kontraindikationen für eine Hormontherapie sind die Östrogene als Mittel der Wahl anzusehen.

Begleitend zu jeder medikamentösen Therapie ist zum Erreichen eines optimalen Therapieerfolgs eine umfangreiche Krankengymnastik unumgänglich. Hierzu zählen Stärkung der Rücken- und Bauchmuskulatur, Balanceübungen, Dehnungsübungen und Ausdauersportarten wie Radfahren, Wandern und anderes mehr.

Ein Spezialfall der Osteoporose – die kortisoninduzierte Osteoporose

Die Pathogenese des durch Kortison bedingten Knochendichte-Verlusts ist vielseitig. Durch die längere Einnahme von mehr als 5–7,5 mg Kortison pro Tag kann es zum Auftreten einer Osteoporose kommen. Gerade zu Beginn einer zumeist höher dosierten Kortisontherapie findet man besonders rasche Knochendichte-Verluste als Resultat eines gesteigerten Knochenabbaus und eines verminderten Knochenaufbaus.

Nachfolgend werden die Entstehungsmechanismen aufgeführt. Im Vordergrund steht eine Verringerung der Calciumaufnahme über den Magen-Darm-Trakt und die vermehrte Ausscheidung von Calcium über den Urin. Dieses führt wiederum zu hormonellen Veränderungen der Nebenschilddrüse, einem sekundären Hyperparathyreoidismus, die zusätzlich den Knochenumsatz beschleunigen.

Andererseits wirkt Kortison auch direkt auf die knochenaufbauenden Zellen (Osteoblasten).

Der Knochendichte-Verlust durch Kortison lässt sich am gesamtem Skelettsystem nachweisen und geht mit einem deutlich erhöhten Frakturrisiko einher.

Empfehlungen zur Therapie und Vorbeugung der kortisonbedingten Osteoporose

Zu Beginn einer neu begonnenen hochdosierten Kortisontherapie sind die raschesten Knochendichte-Verluste zu erwarten. Hieraus resultiert die Empfehlung auch bei normalen Knochendichte-Werten gleichzeitig mit der Kortisontherapie eine Behandlung mit Calcium und Vitamin D zur Prophylaxe einzuleiten. Die Fortführung der Behandlung bei einer Kortisondosis unterhalb der Schwellendosis von 5–7,5 mg/Tag ist, in Abhängigkeit von einer Kontroll-Knochendichte-Messung, frühestens 1 Jahr nach Erstuntersuchung festzulegen.

Beim Vorhandensein einer manifesten Osteoporose bereits zu Beginn einer Kortisontherapie sollte mit der Einleitung einer Osteoporosebehandlung nicht gezögert werden. Das Mittel der Wahl sind die Biphosphonate (Fosamax®, Didronel Kit®, Actonel®). Diese Medikamente sind wirksame Hemmstoffe des Knochenabbaus. Eine andere Möglichkeit bei Frauen jenseits der Menopause ist die Hormonsubstitution (Presomen®, Kliogest®), die ebenfalls effektiv den Knochenabbau hemmt. Calcitonin und Fluoride können gleichfalls eingesetzt werden. Für alle genannten Medikamente gilt, dass die Auswahl speziell für jeden einzelnen Patienten erfolgt und im Vorfeld die entsprechenden Kontraindikationen (Gegenanzeigen) abgeklärt werden müssen.

Unter dem Motto «Wer rastet, der rostet» ist eine begleitende Krankengymnastik bei der Osteoporosetherapie als ein «Muss» hervorzuheben. Empfehlenswert sind Dehnungsübungen, Balanceübungen und Übungen zur Stärkung der Bauch- und Rückenmuskulatur, die von jedem Patienten täglich selbständig durchgeführt werden können.

Behandlungsmethoden bei rheumatischen Grunderkrankungen

Rheuma ist ein Begriff für unterschiedlichste Krankheitsbilder, die im weitesten Sinne Schmerzen und Funktionseinschränkungen des Bewegungs- und Stützapparats hervorrufen. Aufgrund der Vielzahl von Krankheitsbildern kann es leider keine gemeinsame Therapie geben. Das Behandlungsziel ist die Verbesserung der Lebensqualität und die Ermöglichung eines normalen Alltags. So sind die wichtigsten Eckpunkte der Therapie die Linderung von Schmerzen und das Aufhalten von Funktionsbeeinträchtigungen. Es muss leider festgestellt werden, dass derzeit eine ursächliche Therapie des Rheumas nur selten möglich ist, weil die genauen Entstehungsmechanismen noch nicht bekannt sind.

Neben allgemeinen Maßnahmen wie Ruhigstellung bzw. Entlastung der Gelenke besitzt auch die Physiotherapie einen hohen Stellenwert in der Behandlung des Rheumas. Zur physikalischen Therapie gehören Krankengymnastik und Massage, Wärmebehandlungen wie Ultraschall oder Moorpackungen und Lichttherapie, woraus man schon die große Zahl der Anwendungsmöglichkeiten erkennen kann. So kommt es eben nicht nur darauf an, im Krankenhaus oder unter physiotherapeutischer Anleitung Behandlungen durchzuführen. Viele Selbsthilfegruppen bieten hierzu Seminare an. Rückenschulen, Aquajogging und Gymnastikkurse stehen hoch im Kurs.

Bevor auf die häufig unumgängliche medikamentöse Therapie eingegangen wird, soll der Vollständigkeit halber die Synovektomie als die häufigste Form der operativen Verfahren erwähnt werden. Dabei wird die ein Gelenk umgebende entzündete Gelenkhaut (Synovia) entfernt, um die entzündliche Beteiligung von Knorpel und Knochen einzudämmen.

Basistherapie

Basistherapeutika in der Rheumatologie sind Medikamente, die zu einem Stillstand und/oder zur völligen Beschwerdefreiheit (Remission) der Erkrankung führen können. Der Begriff selbst ist etwas irreführend. Basistherapie bedeutet nicht, dass ein (erhoffter) Eingriff in die basalen (grundlegenden) krankheitsauslösenden Mechanismen möglich wäre. Ein Wirkeintritt dieser Medikamentengruppe ist erst nach Wochen, zum Teil Monaten sichtbar. Die therapeutischen Angriffspunkte sind teilweise unklar. Häufige Nebenwirkungen sind Haut- und Schleimhautschäden,

Nierenfunktionsstörungen und Blutbild-Veränderungen. Diese können mitunter einen Abbruch der Therapie erzwingen.

Zu den klassischen Basistherapeutika zählen Antimalariamittel, D-Penicillamin und Gold. Es handelt sich um eine Gruppe chemisch völlig verschiedener Substanzen, die zu einer langanhaltenden Besserung oder zum Stillstand einer RA führen können und auch bei anderen chronisch-destruierenden Gelenkentzündungen (Arthritiden) eingesetzt werden.

Antimalariamedikamente

Die entzündungshemmende Wirkung von Chininsulfat bei SLE wurde bereits 1894 beschrieben. Der Wirkmechanismus ist allerdings immer noch unklar. Heutzutage werden vor allem die beiden Antimalariamittel Chloroquin (Resorchin®) und zunehmend Hydroxychloroquin (Quensyl®) verwendet. Selbst akute Krankheitsschübe können günstig beeinflusst werden. Allerdings wirken sie nur bedingt bei SLE-Patienten, bei denen auch eine Organbeteiligung (z.B. Nieren oder Lungen) vorliegt.

Zu den unerwünschten Wirkungen zählen vorübergehende Übelkeit, Juckreiz und Hautausschlag, Reizbarkeit sowie Kopfschmerzen. Die am häufigsten erwähnte Nebenwirkung betrifft das Auge. Bei normaler Dosierung und regelmäßiger Kontrolle durch den Augenarzt sollten Sehstörungen bei Patienten, die mit diesen Medikamenten behandelt werden, eine Ausnahmen darstellen.

Goldsalze

Goldverbindungen gehören zu den wirksamsten Basistherapeutika und werden besonders bei der RA (chronische Polyarthritis) und der Psoriasis arthropathica (Gelenkmanifestation bei der Schuppenflechte) angewandt. Das Gold wird in Form von Goldsalzen nach festen Therapieschemata meist intramuskulär verabreicht (in den Muskel gespritzt). Oral verabreichtes Gold wirkt viel schwächer und langsamer als das intramuskulär zugeführte Gold. Bei intramuskulärem Gold konnte der Nachweis erbracht werden, dass nach 3-jähriger Therapie in 40% der Fälle mit einer Vollremission (Krankheitsstillstand ohne akute Beschwerden) der RA (chronische Polyarthritis) zu rechnen ist. Dieser Nachweis fehlt für oral verabreichtes Gold. Aufgrund möglicher Nebenwirkungen, wie Juckreiz, Hautausschlag, Übelkeit, Blutbild-Veränderungen, Bauchbeschwerden und Veränderungen an den Augen, welche unter der Therapie auftreten können, sind regelmäßige Kontrolluntersuchungen beim behandelnden Arzt notwendig.

D-Penicillamin

Hauptanwendungsgebiete für D-Penicillamin sind die RA sowie die Psoriasis arthropathica. Die Substanz wird in kollagenreiches Gewebe wie Arterien, Haut, Bindegewebe, Gelenken und Sehnen eingelagert und wirkt dort immunsuppressiv, wobei der genaue Mechanismus noch weitgehend ungeklärt ist. Über mehrere Wochen wird die Tablettendosis schrittweise bis zu einer Maximaldosis gesteigert, um danach eine individuelle Erhaltungsdosis einzustellen. Auch hier können die zum Teil schwerwiegenden, jedoch reversiblen Nebenwirkungen wie Geschmacksstörungen, allergische Reaktionen, Übelkeit, Erbrechen und Durchfall sowie Blutveränderungen zur Reduktion der Dosis oder zum Abbruch der Therapie führen. Da die progressionshemmende Wirkung noch ungenügend untersucht ist, wird dieses Medikament in Kenntnis der vielen Nebenwirkungen heute nur noch in seltenen Fällen angewandt. Auch hier sind regelmäßige Kontrolluntersuchungen zur frühzeitigen Erkennung von Nebenwirkungen empfehlenswert.

Weitere medikamentöse Therapien

Myotonolytika

Ein häufiges Problem der Patienten in der rheumatologischen Sprechstunde sind Schmerzen und Bewegungseinschränkungen, vor allem im Hals- und Nackenbereich. Diese werden durch schmerzbedingte Muskelverspannungen bzw. Schonhaltung verursacht, die auch durch Krankengymnastik und andere physiotherapeutische Maßnahmen nicht immer zu beherrschen sind. Um diesen Teufelskreis aus Schmerz ⇒ Schonhaltung = Fehlhaltung ⇒ Verspannung ⇒ Schmerz zu durchbrechen, ist es mitunter nötig, Myotonolytika einzusetzen. Diese Medikamente mindern die Verspannung und lindern dadurch indirekt den Schmerz. Häufig werden sie in Kombination mit nichtsteroidalen Antirheumatika angewendet.

Nichtsteroidale Antirheumatika

In der Therapie rheumatischer Erkrankungen besitzen die nichtsteroidalen Antirheumatika die größte Bedeutung. Kein Wunder, wirken sie doch schmerzlindernd, entzündungshemmend und zum Teil fiebersenkend. Wie oben schon erwähnt, ist es die vordringliche Aufgabe, Rheumapatienten von Schmerzen zu befreien. Analgetika wie Acetylsalicylsäure (Aspirin®) oder Indometacin (Amuno®), Diclofenac (Voltaren®), Ibuprofen (Imbun®) und viele andere werden zur Therapie akuter Schmerzen sowie als Langzeitbehandlung angewendet. Nebenwirkungen können Magenschmerzen bis hin zu Magengeschwüren oder das auch durch nichtsteroidale

Antirheumatika ausgelöstes «Analgetika-Asthma» sein. Aufgrund einer Durchblutungsminderung der Niere sollten sie bei Patienten mit rheumatischer Nierenbeteiligung nicht verwendet werden. Weiterhin bewirken diese Medikamente eine stärkere Blutungsneigung. Auf sehr seltene schwere Haut-, Leber- und Knochenmarkschädigungen sowie vielfältige Wechselwirkungen mit anderen Medikamenten sei hingewiesen. Nichtsteroidale Antirheumatika sind Medikamente, die zum Teil frei verkäuflich sind.

An dieser Stelle erwähnenswert sind neu zugelassene nichtsteroidalen Antirheumatika (Coxibe), welche durch eine selektive COX2-Hemmung (ausschließliche Hemmung des entzündungsvermittelnden Enzyms) nicht mehr zu unerwünschten Wirkungen im Magen-Darm-Trakt führen. Hierzu gehören z.B. Rofecoxib (Vioxx®) und Celecoxib (Celebrex®).

Die Wahl des am besten geeigneten Medikaments sollte aber aufgrund der komplexen Wirkungen und Nebenwirkungen auf jeden Fall mit dem behandelnden Arzt abgesprochen werden. Dadurch können diese wirklich sehr wichtigen Medikamente sinnvoll und möglichst nebenwirkungsarm eingesetzt werden.

Kortisontherapie (Glukokortikoide, Kortikosteroide)

«Wunderwaffe» oder nebenwirkungsreiches «Teufelszeug»?

Am 26. Juli 1948 wurde erstmals eine Patientin mit einer schweren RA in Amerika (Mayo-Klinik) mit Kortison behandelt. Die bis dato durch Schmerzen stark in ihrer Bewegungsfähigkeit eingeschränkte Frau konnte sich schon 2 Tage später bestens bewegen und brach 1 Woche später zu einem 3-stündigen Einkaufsbummel in die Stadt auf. Das «Kortison-Wunder» war geschehen. Bereits 1950 erhielten die in der Mayo-Klinik tätigen Mediziner E.C. Kendall, T. Reichenstein und P.S. Hench den Nobelpreis für die Entdeckung und Erforschung des Kortisons.

Seit zirka 50 Jahren stehen Kortisonpräparate zur Verfügung. Die Gefahren der Kortisonbehandlung sind in den letzten Jahren durch neue Anwendungsformen und durch bewussteren Einsatz deutlich gemindert worden. So haben Glukokortikoide einen hohen Stellenwert in der Therapie rheumatischer Erkrankungen. Insbesondere durch ihren raschen Wirkungseintritt ist z.B. die Hochdosis-Therapie (mehr als 100 mg/Tag) bei der Behandlung von akuten Schüben eines sehr schwer verlaufenden SLE unentbehrlich. Häufiger werden Glukokortikoide aber zusätzlich in niedriger Dosierung verabreicht, weil mit nichtsteroidalen Antirheumatika oder Basistherapeutika (siehe oben) nicht der gewünschte Behandlungserfolg erzielt werden konnte. Hierbei ist es wichtig, dass der Arzt in regelmäßigen Abständen die Indikation zur Therapie überprüft.

Den vielfältigen Wirkungen der Glukokortikoide liegt ein komplexer und noch nicht eindeutig aufgeklärter Wirkungsmechanismus zugrunde. Sie wirken entzündungshemmend, wachstumshemmend und vor allem immunsuppressiv (Unterdrückung des Immunsystems). So verhindern Glukokortikoide unter anderem die Einwanderung von weißen Blutkörperchen in das entzündete Gewebe und blockieren das Austreten von entzündungsvermittelnden Faktoren aus den Zellen. Aber die von Dauer und Dosis abhängigen Nebenwirkungen (Tab. 5) müssen bei der Therapie immer mit einbezogen werden. So gehört die Stammfettsucht, d.h. die Einlagerung von Fett im Nacken (Stiernacken), im Gesichtsbereich (Vollmondgesicht) und um die Hüften bei sehr dünnen Armen und Beinen zu den offensichtlichsten Nebenwirkungen. Dies tritt zumeist bei Dosen oberhalb von 7,5 mg/Tag auf. Außerdem kann es zu osteoporotischen Veränderungen, Hautveränderungen mit Schwangerschaftsstreifen und Akne, Hornhaut-Eintrübungen, Glaukom (erhöhter Augendruck), zeitweiliger Zuckererkrankung (Diabetes mellitus) und Bluthochdruck kommen. Die gewünschte entzündungshemmende und immunsuppressive Wirkung hat aber auch eine vermehrte Infektionsneigung und manchmal Wundheilungsstörungen zur Folge. Unbedingt zu erwähnen ist die Gefahr einer entstehenden Nebenniereninsuffizienz. Normalerweise werden in der Nebenniere die Kortikoide bedarfsgerecht vom Körper produziert. Durch eine jahrelange Einnahme der Tabletten produzieren die Nebennieren immer weniger eigenes Kortison und fallen in eine Art «Schlaf». Die Therapie muss also durch eine langsame Dosisreduktion beendet werden, damit die Nebennieren langsam wieder «erwachen» und ihre Funktion wieder aufnehmen können.

Glukokortikoide sind nach wie vor die wirkungsvollsten und wichtigsten Medikamente bei schweren Krankheitsverläufen rheumatischer Erkrankungen. Durch die Möglichkeit der Kombination mit nichtsteroidalen Antirheumatika und/oder Immunsuppressiva können die Wirkungen verstärkt und die Nebenwirkungen

Tab. 5. Unerwünschte Wirkungen der Kortisontherapie

• Stammfettsucht: Fetteinlagerung im Nacken- (Stiernacken) und Gesichtsbereich (Vollmondgesicht) sowie um die Hüften
• Osteoporose
• Hautveränderungen: Schwangerschaftsstreifen, Akne
• Augenstörungen: Hornhauteintrübungen, Glaukom (grüner Star)
• Zeitweise Zuckererkrankung (Diabetes mellitus)
• Bluthochdruck (arterieller Hypertonus)
• Erhöhte Infektionsneigung
• Wundheilungsstörung
• Nebenniereninsuffizienz (Reduktion der körpereigenen Kortisonproduktion)

durch Dosisreduktion minimiert werden. Insgesamt hat sich, bedingt durch neueste Forschungsergebnisse, die Einstellung der Ärzte zu Glukokortikoiden und den nachfolgend aufgeführten Medikamenten geändert. Man hat gelernt, dass es wichtig ist, schnell und mit hochwirksamen Medikamenten der Krankheit zu begegnen.

Immunsuppressiv wirkende Substanzen

In schweren Fällen wird heutzutage versucht, durch immunsuppressive Medikamente die überschießende Autoimmunreaktion zu unterdrücken. Nur so können Gewebeschäden und Funktionsstörungen weitgehend verhindert werden.

Leider wird eine Autoimmunerkrankung erst durch ihre Symptome sichtbar. Das bedeutet, dass bereits zu diesem Zeitpunkt eine ausgeprägte Störung der Immunantwort vorliegt. Es ist einleuchtend, dass eine bereits in Gang gesetzte gestörte Immunantwort schwer zu beherrschen ist.

Die immunsuppressiven Medikamente wurden ursprünglich in der Transplantationsmedizin angewandt. Dort werden sie genutzt, um die körpereigene Abwehr gegen das neue transplantierte Organ (z.B. ein Herz oder eine Leber) zu unterdrücken. Da bei Autoimmunerkrankungen ebenfalls eine Störung des Immunsystems vorliegt, bei der der Körper seine Abwehrstoffe gegen körpereigene Strukturen richtet, fanden diese Substanzen mit gutem Erfolg Eingang in die Therapie entzündlich-rheumatischer Erkrankungen.

Die eingesetzten Immunsuppressiva entstanden durch Testung verschiedener synthetischer und biologischer Materialien. Es gehörte viel Glück dazu, ein herausragendes Medikament wie Cyclosporin A zu finden. So gewinnt man Cyclosporin A aus einem in norwegischen Bodenproben entdeckten Pilz, während Tacrolimus (FK 506), das ebenfalls immunsuppressiv wirkt, aus einem in Japan beheimateten Bakterium stammt. Es handelt sich somit um echte Naturprodukte, die dementsprechend teuer sind.

Die ursprünglich für die Krebsbehandlung entwickelten Medikamente sind in niedriger Dosierung und in Kombination mit Glukokortikoiden aus der Therapie der Autoimmunerkrankungen nicht mehr wegzudenken. So ist beim SLE mit schwerer Nierenbeteiligung Cyclophosphamid das Mittel der Wahl. Mit gutem Erfolg wird Cyclophosphamid auch bei entzündlichen Gefäßerkrankungen (Vaskulitis) eingesetzt. Methotrexat zeichnet sich durch eine starke Wirkung bei arthritischen Beschwerden (z.B. bei der RA, Psoriasis arthropathica) aus. Ein neues Medikament mit hervorragender immunsuppressiver Aktivität bei nierentransplantierten Patienten ist das Mycophenolat Mofetil (CellCept®). Das Wirkprinzip entspricht dem des Azathioprin, aber es besitzt eine höhere Selektivität für die Zellen des Immun-

Tab. 6. Immunsuppressiva: Inhaltsstoffe, Dosierungen und Nebenwirkungen

Inhaltsstoff	Handelsname	Dosierung	Spezielle Nebenwirkungen
Azathioprin	Imurek®, Azafalk®	1–3 mg/kg/Tag (50–150 mg/Tag)	Bauchspeicheldrüsen-Entzündung, Haarausfall, Gallengangsstauung, Blutbild-Veränderungen
Cyclosporin	A Sandimmun®	2,5 mg/kg/Tag	Nierenschädigung, Leber-Funktionsstörung, Herzschädigung, Zahnfleisch-Wachstum, Zunahme der Behaarung, Bluthochdruck
Mycophenolat Mofetil	CellCept®	2 × 1 g/Tag	
Tacrolimus	Prograf®	2 × 0,05–0,15 mg/kg/Tag (maximal 0,4 mg/kg/Tag)	
Cyclophosphamid	Endoxan® Cyclostin® Drg.	Fauci-Schema (Tabletten): 2–4 mg/kg/Tag Austin-Schema (venös): Bolustherapie: 15–20 mg/kg (in 4-wöchigen Abständen)	blutige Blasenentzündung Abnahme der weißen Blutkörperchen
Methotrexat	Lantarel® Metex®	Standarddosis 15 mg/Woche	Lungenbläschen-Entzündung, Entstehung von Rheumaknoten, Auswirkung auf den Knochen (Osteoporose)
Leflunomid	Arava®	zu Beginn für 3 Tage: 100 mg/Tag Erhaltungsdosis: 10 mg/Tag	Bluthochdruck, Kopfschmerzen, Gewichtsabnahme

systems, wodurch auch die Nebenwirkungen weniger ausgeprägt sind. Der Einsatz in der Rheumatologie ist derzeit nicht sehr verbreitet.

Nachfolgend werden die heute am häufigsten verwendeten Immunsuppressiva nochmals einzeln aufgeführt (siehe auch Tab. 6).

Azathioprin (Imurek®)

Azathioprin ist ein häufig verwendetes Immunsuppressivum, welches in Tablettenform verabreicht werden kann. Die Substanz ist ein so genanntes «prodrug». Das bedeutet, es liegt zum Zeitpunkt der Medikamenteneinnahme noch in einer inaktiven Form vor, die erst im Körper in die wirksame Form umgewandelt wird. Sie bewirkt eine Hemmung der Produktion des Bausteins Purin, welcher für die DNA-Synthese entscheidend ist. Somit greift dieses Medikament in das «Basisfunktionen» von Zellen ein und kann ihren Funktionsverlust bzw. den Zelltod herbeiführen.

Cyclophosphamid (Endoxan®)

Cyclophosphamid gehört zu den alkylierenden Zytostatika. Das bedeutet, es wirkt immunsuppressiv über einen hemmenden Effekt auf die Zellteilung und führt somit zum Funktionsverlust der Zelle oder zum Zelltod. Die immunkompetenten

Zellen (Lymphozyten) reagieren sehr empfindlich auf Endoxan. Daher kommt es bei diesem Medikament auch zu einem raschen Wirkeintritt. Cyclophosphamid kann in Tablettenform oder über die Vene verabreicht werden, wobei die Gabe über die Vene insgesamt nebenwirkungsärmer ist, da die maximal mögliche Dosis des Medikaments erst später erreicht wird. Die Nebenwirkungen sind ähnlich wie bei anderen immunsuppressiv wirkenden Medikamenten. Wichtig ist hier, auf die insgesamt verabreichte Dosis Acht zu geben, da sich mit steigender Gesamtdosis die Gefahr vergrößert, an einem Lymphom zu erkranken.

Methotrexat (Lantarel®)

Methotrexat wirkt als Gegenspieler der Folsäure auf die Bildung einzelner Bausteine der DNA-Synthese. Daraus resultiert wiederum eine Funktionsstörung oder der Zelltod immunkompetenter und in geringerem Maße auch anderer Zellen. Beim Einsatz in der Rheumatologie hat sich die Verabreichung in Tablettenform einmal pro Woche etabliert. Bei schlechter Verträglichkeit kann Methotrexat auch über die Vene verabreicht werden. So wird bei möglichst geringer, aber ausreichender Dosierung ein geringes Nebenwirkungsspektrum bei guter Wirksamkeit erreicht.

Mycophenolat Mofetil (CellCept®)

CellCept ist ein neueres Immunsuppressivum, welches ebenfalls in die Synthese der DNA-Bausteine eingreift und somit die Zellfunktion stört bzw. Zellen zum Absterben bringt. Vorwiegend werden bei diesem Medikament die immunkompetenten Zellen (Lymphozyten) beeinflusst. In der Rheumatologie wird CellCept mit Erfolg bei der Behandlung der entzündlicher Muskelerkrankungen eingesetzt. Derzeit ist es jedoch nicht Mittel der ersten Wahl bei anderen entzündlich-rheumatischen Erkrankungen. Bis jetzt wird es vorwiegend in der Transplantationsmedizin zur Verhinderung einer Abstoßungsreaktion angewandt.

Cyclosporin A, Tacrolimus (FK 506)

Diese Substanzen haben die Transplantationsmedizin revolutioniert. Während Cyclosporin A neben Glukokortikoiden dort seinen festen Platz eingenommen hat, bewährt sich Tacrolimus vor allem bei der Bekämpfung der akuten Abstoßungsreaktion. Auch beim steroidresistenten SLE (Nichtansprechen auf Kortisontherapie) mit Lupusnephritis (Nierenentzündlung bei SLE) und nephrotischem Syndrom (vermehrte Eiweißausscheidung durch gestörte Nierenfunktion) stellt Cyclosporin A eine echte Therapiealternative mit sehr rascher Besserung der Proteinurie (Eiweißausscheidung über den Urin) dar. Allerdings bedarf es noch kontrollierter Langzeitstudien, um verschiedene Berichte über das Auftreten eines erneuten Schubs nach Therapieende bei SLE-Patienten besser einordnen zu können.

Beide Medikamente hemmen vor allem die Interleukin-2-Synthese. Interleukin ist ein so genanntes Zytokin (Zellbotenstoff). Zytokine haben unter anderem die Aufgabe, die schnelle Teilung der T-Zellen (eine bestimmte Art weißer Blutzellen) nach deren Kontakt mit dem körperfremdem Material (Fremdantigen) zu unterstützen. Letztendlich wird die Aktivität der T-Zellen und der von ihnen abhängigen und für die Antikörperproduktion zuständigen B-Zellen (eine weitere Art weißer Blutzellen), also eine massive Immunantwort gehemmt.

Obwohl Cyclosporin A und FK 506 «nur» punktuell auf das Immunsystem wirken, ist ihre Anwendung nicht unproblematisch. Genannt seien Nierenschädlichkeit, Bluthochdruck, Zahnfleisch-Wucherungen und starker Haarwuchs.

Leflunomid

Das Leflunomid besitzt ebenfalls eine modulierende Wirkung auf das Immunsystem. Die Hauptwirkung besteht in der Hemmung eines Enzyms, welches die Neubildung von Bausteinen der DNA-Synthese katalysiert. Daraus resultieren die Beeinflussung der Funktion der weißen Blutkörperchen, die Beeinflussung der Entwicklung der Fresszellen, eine Hemmung des Zellwachstums von immunkompetenten Zellen (Lymphozyten) und eine Hemmung der Signalübertragung von Zellbotenstoffen (Interleukin-2). Dieses Medikament ist seit kurzem zur Behandlung der RA zugelassen. Es kann alleine oder in Kombination mit anderen Rheumamedikamenten verabreicht werden.

Allgemeine Nebenwirkungen

Da immunsuppressiv wirkende Medikamente vorwiegend auf sich schnell teilende Zellen wirken, werden neben den immunkompetenten Zellen auch andere Zellen in ihrer Funktion gestört, z.B. Haarwurzel- und Darmzellen, rote Blutkörperchen, weiße Blutzellen und die Blutplättchen. Daraus resultieren die Nebenwirkungen wie Übelkeit, Brechreiz und Durchfall (Diarrhö) und der jedoch sehr selten auftretende reversible Haarausfall. Die Wirkung auf die Zellen des Blutsystems kann zu Anämie (Blutarmut), Infektanfälligkeit und vermehrter Blutungsneigung führen. Eine spezielle Nebenwirkung der Cyclophosphamidtherapie ist das mögliche Auftreten einer blutigen Blasenentzündung. Daher müssen unter dieser Therapie regelmäßige Kontrollen des Urins erfolgen. Zur Vorbeugung der blutigen Blasenentzündung kann Uromitexan (Mesna®) verabreicht werden. Leider gibt es auch für dieses Medikament Kontraindikationen (Gründe, die dagegen sprechen), so dass diese Vorbeugung nicht immer möglich ist. Eine dem Methotrexat eigene Nebenwirkung ist eine Entzündung der Lungenbläschen, welche nach Absetzen des Medikamentes reversibel sein kann. Daher ist eine regelmäßige Überwachung hinsichtlich möglicher Nebenwirkungen unumgänglich.

Biologika (Anti-TNF-α-Therapie und Interleukin-1-Rezeptor-Antagonist)

Die oben genannten Medikamente (Basistherapeutika und Immunsuppressiva) zeichnen sich durch ein breites Wirkspektrum aus und unterdrücken schützende wie schädigende Funktionen auf gleiche Weise. Daher ist es nötig, eine zielgerichtete Therapie zu entwickeln, die spezifisch gegen die vor allem durch Autoantikörper verursachten Entzündungsreaktionen wirkt.

Anti-TNF-α und IL-1-Ra können bei der RA sehr gezielt und erfolgreich angewendet werden (siehe auch «Biologika», S. 22; «Welche Zytokine sind bei RA wichtig?», S. 17). TNF-α und Interleukin-1 sind Zytokine (Zellenbotenstoffe), welche z.B. von Makrophagen (Fresszellen) abgegeben werden und zu einer massiven Entzündung und damit Schwellung der Gelenke beitragen. In neueren Studien konnte neben dem antientzündlichen Effekt auch ein deutlich hemmender Effekt auf das Voranschreiten der gelenknahen Knochenveränderungen (Erosionen) festgestellt werden. Derzeit stehen zwei verschiedene Inhibitoren (Hemmstoffe) von TNF-α, Enbrel® (Etanercept) und Remicade® (Infliximab), und einer für Interleukin-1, Anakinra® (IL-1-Ra), zur Verfügung Diese Medikamente führen in kaum unterschiedlicher Weise zu einer Reduktion der Interleukin-1- und TNF-α-Funktion. Daraus resultiert eine direkte Entzündungshemmung, da der für die Entzündung vermittelnde Botenstoff gehemmt wurde. So kann schon kurze Zeit nach der Gabe der Interleukin-1- und TNF-α-Hemmstoffe ein Abschwellen der Gelenke verbunden mit einer Abnahme der Schmerzen und einer Zunahme der Beweglichkeit beobachtet werden. Die Gabe erfolgt bei Enbrel 2× pro Woche als Spritze unter die Bauchhaut oder unter die Oberschenkelhaut. Remicade wird alle 4–8 Wochen als Kurzinfusion in die Vene und Anakinra täglich als Spritze unter die Bauchhaut verabreicht.

Die Voraussetzung für den Einsatz dieser Medikamente ist das Vorhandensein einer RA, wobei ein Versagen anderer Basistherapeutika nachgewiesen sein muss. Diese strenge Indikationsstellung resultiert aus der erst kurzen Anwendungszeit dieser Medikamente. Daher sind auch Langzeitwirkungen und -nebenwirkungen zum jetzigen Zeitpunkt nicht 100%ig einzuschätzen. Als häufige Nebenwirkungen sind lokale Reaktionen an der Einstichstelle, Kopfschmerzen, Bauchschmerzen, Verstopfungen und Hautrötung beschrieben. Nennenswert ist eine vermehrte Infektanfälligkeit. Aus diesem Grund sollte auf die Gabe dieser Medikamente während eines Infekts verzichtet werden.

Zum Schluss sei noch darauf hingewiesen, dass es sich bei diesen Medikamenten um sehr teure Arzneimittel handelt.

Neue Behandlungsmethoden

Intravenöse Immunglobulintherapie (IVIG-Therapie)

Die Stabilisierung der Immunabwehr des Körpers durch die IVIG-Therapie wirkt dem durch Autoantikörper verursachten immunologischen Ungleichgewicht entgegen. Antikörper dienen vor allem der Abwehr von Bakterien. Autoantikörper dagegen sind gegen körpereigene Strukturen gerichtet und führen zu Entzündungen und letztendlich zur Zerstörung dieser Strukturen. Normalerweise besitzt der Organismus verschiedene Möglichkeiten, die Autoantikörper-Bildung zu unterdrücken. Er produziert so genannte Anti-Autoantikörper (Antikörper, die sich gegen die funktionsgestörten Autoantikörper richten). Bei Patienten mit einer Autoimmunerkrankung ist dieser Mechanismus gestört.

Bei der IVIG-Therapie werden Antikörper von gesunden Spendern über eine Vene verabreicht. Daraus resultiert ein Verdünnungseffekt. Das bedeutet, dass die Autoantikörper sich die Rezeptoren, über welche sie mit den verschiedenen Zellen interagieren und ihre Zerstörung bedingen, mit den zugeführten neuen Antikörpern teilen müssen. Somit werden weniger Zellen durch die funktionsgestörten Autoantikörper angegriffen.

Es gibt außerdem eine Reihe von Hinweisen, dass sich unter den bei der IVIG-Therapie transfundierten Immunglobulinen auch Anti-Autoantikörper befinden, mit deren Hilfe sich die Autoantikörper-Konzentration und damit die Autoimmunreaktion des Patienten deutlich reduzieren lässt.

Die Ursache der Autoantikörper-Bildung, die wir nicht kennen, wird so allerdings nicht beseitigt, aber die Anzahl der Autoantikörper kann deutlich minimiert werden. Diese Autoantikörper werden jedoch kontinuierlich neu gebildet. Deswegen werden IVIG-Transfusionen in regelmäßigen Abständen verabreicht. Leider sind sie aus diesem Grund auch nicht für eine Dauertherapie geeignet. Der Einsatz beschränkt sich auf schwere Schübe eines SLE oder einer Dermatomyositis, die nicht mehr wirkungsvoll mit Kortikosteroiden behandelt werden können. Durch die über ein halbes Jahr laufende Therapie mit IVIG kommt es sehr häufig zu einer Besserung der Beschwerden und zu einem besseren Ansprechen der Kortisontherapie. Medikamente wirken wieder in niedrigerer Dosierung und sind damit nebenwirkungsärmer. Die Nebenwirkungen von IVIG sind selten und meist relativ harmlos. Schüttelfrost, ein unangenehmes Wärmegefühl und Kopfschmerzen treten vor allem bei den ersten Infusionen auf, bilden sich aber schnell zurück.

Plasmapherese und verwandte Verfahren zur Behandlung des SLE

Die Plasmapherese (Plasmaseparation) erlaubt die rasche Entfernung von Antikörpern und anderen Faktoren aus dem Blut des Patienten. Daher wurde dieses extrakorporale (außerhalb des Körpers) Verfahren in der Vergangenheit zur Behandlung des SLE angewandt, da bei dieser Erkrankung Autoantikörper und zirkulierende Immunkomplexe für die Erkrankung verantwortlich gemacht werden. Durch kontrollierte Studien konnte jedoch gezeigt werden, dass die begleitende Plasmapherese keinen Vorteil gegenüber einer konventionellen zytostatischen Therapie bei der Mehrzahl der Patienten bietet. Ob die Kombination der Plasmapherese mit Zytostatika in Form einer Synchronisationsbehandlung effektiver als die ausschließliche immunsuppressive Therapie ist, kann derzeit noch nicht entschieden werden. Die Immunadsorption über die so genannte C1q-Säule erscheint im Vergleich zur Plasmapherese als eine effektivere und sicherere Methode, krankheitsauslösende Antikörper und Immunkomplexe zu entfernen. Obwohl größere Studien noch ausstehen, stellt dieses Verfahren eine wichtige therapeutische Option beim therapierefraktären SLE dar.

Die T-Zell-Vakzination

Die T-Zell-Vakzination ist eine ganz neue Therapieform, für die bisher erst wenige Pilotstudien vorliegen. Hierbei werden spezifische Autoantigen-erkennende T-Zellen (Abwehrzellen) aus dem Blutkreislauf entnommen und außerhalb des Körpers vermehrt und abgetötet. Nachfolgend werden diese in den Körper zurückgeführt. Nun beginnt der Körper gegen diese Zellen, die an der gestörten Immunreaktion beteiligt sind, Antikörper zu bilden und sie zu vernichten. So kann diese Therapieform in den Krankheitsprozess modulierend eingreifen. Wie erwähnt, wird diese Therapieform bisher nur in Pilotstudien durchgeführt.

Abschließend noch eine kurzer Ausblick: Neueste Forschungsergebnisse weisen auf die gestörte «Abräumfunktion» der Makrophagen (Fresszellen) beim SLE hin. Dadurch häufen sich Zelltrümmer (Antigene) im Blut an, die eventuell für die Durchbrechung der Toleranz gegenüber Autoantigenen beim SLE mitverantwortlich sind. Daraufhin stellt sich die Frage nach dem Sinn einer immunsuppressiven Therapie. Vielleicht ist es sogar nötig, die Fresszellen zu stimulieren, damit diese ihre Funktion besser ausüben können. Das würde die in diesem Kapitel dargestellten etablierten Therapieformen völlig verändern und bietet Ansatz für weitere Forschungsbemühungen.

Soziale Fragen bei rheumatischen Erkrankungen

Die meisten rheumatischen Erkrankungen sind chronisch mit fortschreitendem Verlauf. Daraus ergeben sich Fragen, die über die medizinische Behandlung hinaus alle Lebensbereiche betreffen können. Einige sollen hier kurz erläutert werden:

Beruf und Arbeit

Für Berufstätige verbinden sich mit einem *Schwerbehindertenausweis*, der bei den Versorgungsämtern zu beantragen ist, Freibeträge bezüglich der Lohnsteuer, 5 Tage Zusatzurlaub sowie ein erhöhter Kündigungsschutz (bei Kündigung aus Krankheitsgründen). Oft spielen allerdings auch Überlegungen eine Rolle, inwieweit dem Arbeitgeber gegenüber eine Erkrankung bekannt gemacht werden sollte. Hier ist ein Austausch mit anderen Betroffenen möglicherweise hilfreich.

Für die *Um- oder Neugestaltung des Arbeitsplatzes* können bei den Hauptfürsorgestellen Zuschüsse beantragt werden. Außerdem gibt es für Arbeitgeber die Möglichkeit, Lohnkostenzuschüsse in zum Teil erheblicher Höhe zu erhalten, wenn sie schwerbehinderte Mitarbeiter einstellen und die Fördervoraussetzungen vorliegen. Das ist besonders für kleinere Firmen interessant. Auch Betroffene sollten sich darüber informieren, wenn sie auf der Suche nach einem neuen Arbeitsplatz sind.

Wer seinen erlernten Beruf wegen einer Erkrankung nicht mehr ausüben kann, sollte über *Maßnahmen zur beruflichen Rehabilitation* nachdenken, also im Wesentlichen Fortbildung und Umschulung, und damit auch nicht zu lange warten. Zuständig dafür sind die Arbeitsämter und die Rentenversicherungsträger, ein formloser Antrag kann zunächst einmal dort gestellt werden. Das Prüfverfahren hinsichtlich der notwendigen Voraussetzungen dauert oft mehrere Monate. Ein ganz neuer Beruf kann in den Berufsförderwerken unter geschützten Bedingungen erlernt werden (medizinische und soziale Betreuung im Haus); jedes Bundesland verfügt über eine solche Einrichtung. Wichtig bei der beruflichen Neuorientierung ist für die Betroffenen vor allem die Beschäftigung mit folgenden Fragen: Welche Kenntnisse und Fähigkeiten habe ich? Was möchte ich gern machen? Was kann ich tun, was nicht? Informationen zu den einzelnen Berufen gibt es in den Berufsinformationszentren der Arbeitsämter.

Zuzahlungen

Eine chronische Erkrankung wie Rheuma bringt erhöhte finanzielle Aufwendungen mit sich (z.B. Zuzahlungen zu Medikamenten und Heilmitteln, Veränderungen in Haushalt und Wohnung, Kosten für zusätzliche Therapien), oder die Einkünfte sind wegen geringerer Berufstätigkeit bzw. Arbeitslosigkeit stark gesunken. Für die Befreiung von der Zuzahlungspflicht bei Medikamenten und Heilmitteln gilt eine Einkommensgrenze, über die die Krankenkasse Auskunft geben kann. Wer sie überschreitet, muss als chronisch kranker Mensch, dann aber nur einmal, Zuzahlungen in Höhe von 1% des Bruttoeinkommens innerhalb eines Jahres leisten, um für das folgende Jahr befreit zu werden. Zahlungen über diese Höhe hinaus werden zurückerstattet. Allerdings sind dafür Belege über alle erfolgten Zuzahlungen innerhalb von 12 Monaten erforderlich; manche Apotheken unterstützen ihre Stammkunden bei der Buchführung. Zuzahlungen zu Zahnersatz und Eigenbeteiligungen bei Krankenhausaufenthalten und Rehabilitationsmaßnahmen (Kuren) werden nicht mit berücksichtigt.

Hilfsmittel

Für eine bessere Bewältigung des Alltags, gerade auch im privaten Bereich, gibt es verschiedene Hilfsmittel: Badewannensitz oder -lift, Toilettensitz-Erhöhung, Greifzange, Rollatoren und vieles mehr, für die die Krankenkasse die gesamten Kosten übernimmt. Wer sich unsicher über die Handhabung eines solchen Hilfsmittels ist, kann sich in einem Orthopädie-Fachgeschäft darüber informieren. Dann muss der behandelnde Arzt eine Verordnung ausstellen. Der Fachhandel klärt die Kostenübernahme mit der Krankenkasse und liefert das Gerät aus. Für kleinere Dinge wie Griffverdickungen, Spezialbesteck und -geschirr, Öffnerhilfen und Ähnliches kommt die Krankenkasse allerdings nicht auf. Es gibt jedoch Alternativen zu den manchmal recht teuren Angeboten, über die z.B. Ergotherapeuten (in Fachkliniken oder Rehabilitationseinrichtungen) informieren können.

Rehabilitationsmaßnahmen

Zur Behandlung rheumatischer Krankheiten gehören auch stationäre («Kuren») und ambulante (Krankengymnastik, Tageskliniken) Rehabilitationsmaßnahmen. Für stationäre Maßnahmen kommen die Renten- und Krankenversicherungen als Kostenträger in Betracht. Der behandelnde Arzt muss einen entsprechenden Antrag medizinisch begründen. Ein Schwachpunkt ist häufig die Festlegung der Rehabilitationsklinik, was mit der Vielzahl der rheumatischen Erkrankungen nur teilweise begründet werden kann. Für den Behandlungserfolg ist jedoch eine geeignete, möglicherweise spezialisierte Klinik notwendig. Versicherte sollten sich im Vorfeld der Antragstellung darüber informieren und einen entsprechenden Vorschlag unterbreiten. Für den Aufenthalt in einer Rehabilitationsklinik sind derzeit Zuzahlungen bis zu einer Höhe von maximal zirka 8,50 EUR pro Tag zu leisten. Zunehmend etablieren sich ambulante Behandlungszentren und Tageskliniken auch für die

Behandlung rheumatischer Erkrankungen. Der Vorteil liegt hierbei darin, dass keine längere Abwesenheit von der Familie erforderlich ist, da der Patient jeden Tag in sein häusliches Umfeld zurückkehrt. Das bedeutet andererseits aber auch eine große Belastung durch den Hin- und Rückweg zur bzw. von der Behandlungseinrichtung.

Pflegebedürftigkeit

Wer sich in einem bestimmten Umfang nicht mehr selbst körperlich versorgen kann und außerdem Hilfe bei der Ernährung (beim Essen!) und bei der Mobilität braucht, gilt im Sinne der *Pflegeversicherung* als pflegebedürftig. Der Bedarf an hauswirtschaftlicher Hilfe wird nur sekundär berücksichtigt, was oft zu Missverständnissen und abgelehnten Anträgen bei der Pflegekasse führt. Ein Antrag bei der Pflegekasse, die der Krankenkasse angeschlossen ist, zieht in jedem Fall die Begutachtung im häuslichen Umfeld nach sich. Es gibt drei Pflegestufen; der Antragsteller kann zwischen Geld- und Sachleistungen (Betreuung durch eine Sozialstation) wählen. Für Hilfen im Haushalt müssen Betroffene in der Regel selbst aufkommen. Wer ein sehr geringes Einkommen hat, kann Hauswirtschaftshilfe beim Sozialamt beantragen; dafür müssen die Einkommens- und Vermögensverhältnisse jedoch offengelegt werden.

Wenn jemand nicht mehr zu Hause versorgt werden kann, kommt ein Senioren- bzw. Pflegeheim in Betracht. In der Regel ist hier ebenfalls eine Pflegestufe nötig, weil die Kosten meist so hoch sind, dass sie das Einkommen (Rente) deutlich überschreiten. Unterkunft und Verpflegung zahlt jeder Bewohner selbst, die Pflegeleistungen werden dann durch die Pflegeversicherung getragen. Eine andere Art des Wohnens bieten so genannte Seniorenresidenzen, Seniorenhotels und Ähnliches. Dort ist die Pflege oft nicht integriert, sie muss im Bedarfsfall von außen erbracht werden. Dafür gibt es andere Serviceangebote. Die Wohnkosten sind oft erheblich höher.

In jedem Fall ist eine ausführliche Information über in Frage kommende Einrichtungen sinnvoll, bevor ein Umzug konkret geplant wird.

Freizeit und Hobby

Es kann der Fall eintreten, dass Freizeitaktivitäten nicht mehr in früherem Umfang oder gar nicht mehr ausgeübt werden können. Das ist natürlich ein Verlust an Lebensqualität, macht traurig und lässt das Fortschreiten der Erkrankung sehr deutlich werden. Dafür gibt es erst einmal keinen adäquaten Ersatz. Aber es wirft auch die Frage nach neuen Betätigungen auf, nach solchen, die von der Belastbarkeit her möglich sind. Viele Betroffene finden ein neues Hobby, meist etwas, an das sie früher gar nicht gedacht haben oder von dem sie meinten, sie könnten dieses oder jenes nicht. Ein Anfang ist schon die Erkundung der Möglichkeiten in Volkshochschulen, Klubs und Vereinen. Zufriedenheit und das Gefühl des Gebraucht-Werdens kann auch eine ehrenamtliche Aufgabe mit sich bringen. Sie hat ohnehin den Vorteil, dass sie freiwillig ausgewählt und ausgeübt wird. Es gibt viele Vermittlungsstellen für ehrenamtlich Interessierte, bei denen man sich beraten lassen kann.

Familie und Freunde

Das Nachlassen der Kräfte und Möglichkeiten bei einer chronischen Krankheit bleibt nicht unbemerkt. Wenn es sich um nicht deutlich sichtbare Behinderungen handelt, fehlt allerdings oft das Verständnis der Umwelt. Hier sind sachliche Erklärungen nützlich, denn wer kennt sich schon genau mit diesen vielen Erkrankungen aus? Informationen erleichtern nichtbetroffenen Menschen auch, angemessener zu reagieren und helfen überflüssige Kränkungen zu vermeiden. Wer sich nicht mehr richtig bewegen kann und Schmerzen hat, braucht im Alltag die Hilfe anderer Menschen, oft bei den ganz «kleinen» Tätigkeiten. Es kann weh tun, um Hilfe zu bitten. Gerade Menschen, die immer sehr selbständig waren und sich um andere gekümmert haben, kommen schwer damit zurecht. Aber die Hilfe wird zumeist gern gewährt und als Selbstverständlichkeit angesehen. Manchmal braucht es eine Weile, bis die Hilfe auch so selbstverständlich angenommen werden kann.

Selbsthilfe

Nicht selten ziehen sich chronisch kranke Menschen quasi wie Münchhausen «am eigenen Schopf aus dem Sumpf», d.h., sie mobilisieren in schwierigen Situationen ungeahnte Kräfte. Das funktioniert allerdings nicht immer, auch Depression und Isolation haben ihren Platz. Dann kann eine Gruppe gleichbetroffener Menschen im wahrsten Sinne des Wortes eine große Stütze sein, vor allem durch die Sicherheit des gegenseitigen Verstehens ohne viele Worte. Außerdem ist der Erfahrungsaustausch in solchen Runden durch nichts zu ersetzen, denn er ist wirklich lebensnah und praktisch. Selbsthilfegruppen der Rheuma-Liga gibt es nahezu flächendeckend.

Informationsmöglichkeiten für Patienten

Das Auftreten einer entzündlich-rheumatischen Erkrankung trifft die Betroffenen oft aus «heiterem Himmel». Der Informationsbedarf über die Erkrankung und über die Möglichkeiten ihrer Behandlung ist sehr hoch, da das Wissen ein Akzeptieren der Erkrankung und das Leben mit ihr einfacher macht. Neben den rein medizinischen Kenntnissen ist der Erfahrungsaustausch mit anderen Patienten, die von der gleichen Erkrankung betroffen sind, ebenso wichtig. Daher sind nachfolgend verschiedenen Informationsmöglichkeiten aufgeführt.

Internet

Rheumatoide Arthritis (chronische Polyarthritis)

Rheumainformationen im Netz: *http://rheuma-online.de*
Rheuma-Wegweiser im Internet: *www.rheuma-zentrum.com*
Deutsche Rheuma-Liga Saar e.V.:
www.medizin-forum.de/forum/rheuma/blick.htm
Rheuma-Liga Baden-Württemberg: *www.badisch.de/rheuma-liga*
Rheumatologischer Auskunftsdienst der Universität München:
www.med.uni-muenchen.de/rheuma/homepage.html
Deutsche Gesellschaft für Rheumatologie und Kompetenznetz:
www.rheumanet.org
American College of Rheumatology: *www.rheumatology.org*

Lupus erythematodes

Lupus-Homepage der Charité, Berlin: *www.charite.de/ch/lupus/start/start.htm*
Lupus Erythematodes Selbsthilfegemeinschaft e.V.: *www.lupus.rheumanet.org*

Morbus Bechterew

Deutsche Vereinigung Morbus Bechterew: *www.dvmb.rheumanet.org*

Sklerodermie

Selbsthilfegruppe Sklerodermie in Deutschland e.V.:
http://members.aol.com/SHGsklero/shgmain.htm

Fibromyalgie

Fibromyalgie-Selbsthilfegruppen: *www.fibro-online.de*
Fibromyalgie-Seite für Patienten von Dr. T. Weiß: *www.weiss.de*

Anschriften der Landes- und Mitgliederverbände der Deutschen Rheuma-Liga

Deutsche Rheuma-Liga Bundesverband e.V.
Maximilianstraße 14, D-53111 Bonn
Tel. 02 28/7 66 06-0, Fax -20
E-mail bv@rheuma-liga.de
www.rheuma-liga.de

Rheuma-Liga Baden Württemberg e.V.
Kaiserstraße 16, D-76646 Bruchsal
Tel. 0 72 51/91 62-0, Fax -62
E-mail Rheuma-Liga_BW@t-online.de
www.rheuma-liga-bw.de

Deutsche Rheuma-Liga Bayern e.V.
Fürstenrieder Straße 90, D-80686 München
Tel. 0 89/54 61 48-90, Fax -95
E-mail DRL.LV-Bayern@t-online.de

Deutsche Rheuma-Liga Berlin e.V.
ZIRP – Zentrum für Integration, Rehabilitation und Prävention,
Schützenstraße 52, D-12165 Berlin
Tel. 0 30/8 05-40 16, Fax -62 93
E-mail zirp@rheuma-liga-berlin.de
http://berlin.rheuma-liga.de

Deutsche Rheuma-Liga Brandenburg e.V.
Friedrich-Ludwig Jahn-Straße 19, D-03044 Cottbus
Tel. 03 55/7 80 97-3 12 oder -3 13, Fax -3 51

Deutsche Rheuma-Liga Bremen e.V.
Jacobistraße 22 (AOK-Nebengebäude), D-28195 Bremen
Tel. 04 21/17 61-4 29, Fax -5 17
E-mail rheuma-liga.hb@t-online.de
http://bremen.rheuma-liga.de

Deutsche Rheuma-Liga Hamburg e.V.
Friedrichsberger Straße 60, Haus 21, D-22081 Hamburg
Tel. 0 40/20 05-1 70, Fax -0 10

Deutsche Rheuma-Liga Hessen e.V.
Elektronstraße 12a, D-65933 Frankfurt/M.
Tel. 0 69/35-74 14, Fax -35 23
E-mail hessen@rheuma-liga.de
http://hessen.rheuma-liga.de

Deutsche Rheuma-Liga Mecklenburg-Vorpommern e.V.
«Gemeinsames Haus» Rostock, Henrik-Ibsen-Straße 20, D-18106 Rostock
Tel. 03 81/7 69 68-07, Fax -08
E-mail lv@rheuma-liga-mv.de
www.rheuma-liga-mv.de

Deutsche Rheuma-Liga Niedersachsen e.V.
Kurt-Schuhmacher-Straße 14, D-30159 Hannover
Tel. 05 11/1-33 74, Fax -59 84
E-mail Rheuma-Liga.Nds@t-online.de
www.rheuma-liga-nds.de

Deutsche Rheuma-Liga Nordrhein-Westfalen e.V.
III. Hagen 37, D-45127 Essen
Tel. 02 01/8 27 97-0, Fax -27
E-mail DRL.NRW@t-online.de

Deutsche Rheuma-Liga Rheinland-Pfalz e.V.
Kurhausstraße 5, D-55543 Bad Kreuznach
Tel. 06 71/8 34 04-4, Fax -60
E-mail rp@rheuma-liga.de,
www.rheuma-liga-rp.de

Deutsche Rheuma-Liga Saar e.V.
Schmollerstraße 2b, D-66111 Saarbrücken
Tel. 06 81/3 32-71, Fax -84
E-mail DRL.SAAR@t-online.de

Deutsche Rheuma-Liga Sachsen e.V.
Willmar-Schwabe-Straße 2–4, D-04109 Leipzig
Tel. 03 41/1 21 14 19-50, Fax -59

Deutsche Rheuma-Liga Sachsen-Anhalt e.V.
Wolfgang-Borchert-Straße 75–77, D-06126 Halle/Saale
Tel./Fax 03 45/6 95 15-15
E-mail rheusaanh@aol.com

Deutsche Rheuma-Liga Schleswig-Holstein e.V.
Melanchthonstraße 31, D-24114 Kiel
Tel. 04 31/5 35 49-0, Fax -10
E-mail info@rlsh.de
www.rlsh.de

Deutsche Rheuma-Liga Thüringen e.V.
Am Eichberg, D-07407 Etzelbach
Tel. 03 67 42/6 52-50 oder -51 oder -52, Fax -55

Deutsche Vereinigung Morbus Bechterew e.V.
Metzgergasse 16, D-97421 Schweinfurt
Tel. 0 97 21/22-0 33, Fax -9 55
E-mail dvmb@talknet.de
www.dvmb.rheumanet.org/bv/start.htm

Lupus Erythematodes Selbsthilfegemeinschaft e.V.
Ottostraße 15, D-42289 Wuppertal
Tel./Fax 02 02/55 92 94
E-mail lupus@rheumanet.org.
www.lupus.rheumanet.org

Sklerodermie Selbsthilfegruppe e.V.
Friedhofstraße 16, D-74076 Heilbronn
Tel. 0 71 31/16 16-56, Fax -57
E-mail sklerodermie-office@t-online.de
www.sklerodermie-selbsthilfe.de

Auskünfte über den Arbeitskreis Vaskulitis, den Arbeitskreis Lupus erythematodes, Ansprechpartner für Fibromyalgiepatienten, Osteoporosegruppen, den Elternkreis rheumakranker Kinder und Jugendlicher sowie Clubs Junger Rheumatiker erhalten Sie beim Bundesverband und bei den Landesverbänden.

Zeitschrift

Mobil ist das Magazin der Deutschen Rheuma-Liga. Es informiert über allgemeine Themen wie Reise und Gesundheitspolitik, über rheumatische Erkrankungen und Therapiemöglichkeiten. Es berichtet von anderen ebenfalls betroffenen Patienten. Mitgliedern der Rheuma-Liga wird das Heft regelmäßig zugeschickt. Ansonsten ist eine Bestellung über die regionale Rheuma-Liga möglich.

Kleines Lexikon der Rheumatologie

Zusammenfassend die werden hier in Kürze nochmals die wichtigsten rheumatischen Erkrankungen erläutert.

Fibromyalgie: *Fibros (griech.) = Faser, Myos (griech.) = Muskel und Algos (griech.) = Schmerz.* Begriff für eine rheumatische Erkrankung, die sehr starke Schmerzen im Bereich der Muskel- und Sehnenansatzpunkte verursacht. Sie ist häufig schwer zu behandeln.

Gicht: Rheumatische Erkrankung, die durch zu viel Harnsäure im Blut und im Gelenk verursacht wird. Vor allem Patienten, die zu viel Fleisch essen, können darunter leiden, denn Fleisch ist ein Hauptlieferant von Verbindungen, deren Stoffwechselendprodukt Harnsäure ist. Gicht verursacht stärkste und plötzliche Schmerzzustände, ist jedoch meist gut zu behandeln.

Juvenile Arthritis: *Juvenus (lat.) = jugendlich, Arthros (griech.) = Gelenk und -itis = Entzündung.* Gelenkentzündung im jugendlichem Alter. Ein Sammelbegriff für entzündliche Gelenkerkrankungen im Kindes- und Jugendalter.

Lyme-Borreliose: *Borrelien = Bakterienart, -ose = Krankheit,* also eine Borrelienerkrankung. Sie wird durch Zecken (Holzbock) übertragen. Lyme ist ein Ort in den USA, wo diese Infektion gehäuft auftrat. Die Borreliose ist schwierig zu erkennen, aber gut zu behandeln.

Mischkollagenosen/undifferenzierte Kollagenosen: Bindegewebserkrankung, die als Überlappungssyndrom mit Symptomen, die im Einzelnen verschiedenen entzündlich-rheumatischen Erkrankungen entsprechen können, auftritt. Verschiedene Organsysteme wie z.B. Herz, Gelenke, Nieren und Lungen können betroffen sein.

Morbus Bechterew (Synonym ankylosierende Spondylitis): *Morbus (lat.) = Krankheit, Bechterew = russischer Arzt, der diese Erkrankung erstmals ausführlich als eigenständige Erkrankung beschrieben hat.* Morbus Bechterew ist eine entzündliche Wirbelsäulenverkrümmung, die schon im frühen Erwachsenenalter auftritt. Erste Warnhinweise sind tiefsitzende Rückenschmerzen, von denen der Patient frühmorgens wach wird. Rechtzeitig erkannt, insbesondere durch Krankengymnastik und Physiotherapie gut behandelbar.

Morbus Reiter: *Reiter = deutscher Militärarzt, der diese Erkrankung erstmals bei einem jungen Soldaten beschrieben hat.* Morbus Reiter ist eine entzündliche Erkrankung unter Beteiligung der Gelenke, der Haut und der Augen. Verursacht wird sie durch Bakterien, die entweder über den Magen-Darm-Trakt oder das urogenitale System in den Körper eindringen. Deshalb ist ein weiteres Symptom entweder Durchfall oder Ausfluss aus der Harnröhre. Gut behandelbar.

Myositis: *Myos (griech.) = Muskel, -itis = Entzündung,* also Muskelentzündung. Es gibt in der Rheumatologie verschiedene Formen von Muskelentzündungen (Dermato- und Polymyositis). Der Patient fühlt sich abgeschlagen, hat starke Muskelschmerzen und Lähmungen in bestimmten Körperregionen, etwa wie bei einem sehr schweren Muskelkater. Myositis ist schwierig zu behandeln und muss unbedingt vom Spezialisten betreut werden.

Osteoporose: Die Osteoporose ist eine systemische Skeletterkrankung, die mit einer erniedrigten Knochendichte und Veränderung der Mikroarchitektur einhergeht. Daraus resultiert ein erhöhtes Frakturrisiko.

Polymyalgia rheumatica/Arteriitis temporalis: *Poly- (griech.) = viel, zahlreich, my- von myos (griech.) = Muskel, -algia von algos (griech.) = Schmerz.* Rheumatische Erkrankung, die vorwiegend ältere Menschen betrifft. Frauen erkranken dreimal so häufig wie Männer. Die Polymyalgia rheumatica geht mit allgemeinen Symptomen und Muskelschmerzen einher. Verursacht wird sie durch eine Gefäßentzündung.

Psoriasis: *Psora (griech.) = Krätze,* gemeint ist die Schuppenflechte. Diese kann gelegentlich zusammen mit entzündlichen Gelenkbeschwerden auftreten und muss dann unbedingt von einem Rheumatologen behandelt werden, weil die Gelenke sonst zerstört werden könnten.

Raynaud-Syndrom: *Raynaud = französischer Arzt, Erstbeschreiber einer Durchblutungsstörung im Bereich der Finger.* Vor allem bei Kälte werden die Finger zunächst weiß, dann blau und schließlich rot. Dieses Symptom tritt bei vielen entzündlich-rheumatischen Erkrankungen auf.

Reaktive Arthritis: Gelenkentzündung, die durch die (Fehl-)Reaktion des Immunsystems auf eine bakterielle Infektion verursacht wird. Richtig erkannt, ist sie gut zu therapieren.

Rheumatoide Arthritis (RA): Chronische, gelenkschädigende, entzündlich-rheumatische Erkrankung. Im Volksmund als «Gelenk-Rheuma» bekannt.

Rheumatisches Fieber: Nach einer bakteriellen Infektion kommt es zu einer überschießenden Abwehrreaktion des Körpers, die dazu führen kann, dass die Nieren, die Gelenke und das Herz angegriffen werden. In der Folge kann es zur Zerstörung der Herzklappen kommen. Diese Erkrankung tritt fast immer in der Kindheit auf. Da heutzutage Antibiotika überall verfügbar sind, ist rheumatisches Fieber in Deutschland sehr selten geworden.

Sjögren-Syndrom: *Henrik Sjögren,* schwedischer Augenarzt, fasste die klinische Erkrankung bzw. die Syndrome der trockenen Bindehautentzündung und der Mundtrockenheit erstmals 1933 als ein eigenständige Erkrankung zusammen. Das Sjögren-Syndrom ist eine chronisch-entzündliche Bindegewebserkrankung, die zur Einschränkung der Drüsenproduktion führt. Vorwiegend betroffen sind Tränen- und Speicheldrüsen. Zusätzlich können begleitend anderer Organsysteme betroffen werden.

Sklerodermie: *Skleros (griech.) = hart, derb, Derma (griech.) = Haut,* also eine Verhärtung der Haut. Es gibt verschiedene Arten der Sklerodermie. Durch die Entzündung des Bindegewebes kommt es zu einer narbigen Umwandlung des betroffenen Gewebes. Wenn z.B. die Lunge betroffen ist, kommt es auf Dauer zum Funktionsverlust, und es entsteht Atemnot. Sklerodermie ist eine schwere rheumatische Erkrankung und muss unbedingt vom Spezialisten betreut werden.

Systemischer Lupus erythematodes (SLE): Der SLE ist eine entzündlich-rheumatische Erkrankung, die häufiger Frauen als Männer befällt. Es können verschiedenen Organsysteme (Nieren, Lunge, Gelenke) betroffen sein. Typisch ist das so genannte Schmetterlingserythem. Diagnostisch sind, neben den klinischen Symptomen, Autoantikörper wegweisend.

Vaskulitis: *Vasa (lat.) = Gefäß, -itis = Entzündung.* Die Vaskulitis ist eine Gefäßentzündung. Vaskulitis ist ein Sammelbegriff für viele verschiedenen Entzündungsformen. Zum Beispiel werden Gefäßentzündungen der kleinen, mittelgroßen und großen Gefäße unterschieden. Die Symptome entsprechen den Funktionsstörungen der Organe, die durch entzündete Gefäße betroffen sind.

Abkürzungen

ANCA	Anti-Neutrophilen-Zytoplasma-Antikörper
CT	Computertomographie
EMG	Elektromyogramm
IBM	Einschlusskörperchen-Myositis, «inclusion body myositis»
IL-1-Ra	Interleukin-1-Rezeptor-Antagonist
IVIG-Therapie	intravenöse Immunoglobulintherapie
MCTD	Mischkollagenase, «mixed connective tissue disease»
MRT	Magnetresonanztomographie
PCR	Polymerase-Kettenreaktion, «polymerase chain reaction»
PMA	Polymyalgia arteriitica
PMR-RZA-Syndrom	Polymyalgia-rheumatica-Riesenzellarteriitis-Syndrom
PSS	progressive systemische Sklerodermie
RA	rheumatoide Arthritis
SLE	systemischer Lupus erythematodes
TNF-α	Tumornekrosefaktor-α
UCTD	undifferenzierte Kollagenase, «undifferentiated connective tissue disease»

Sachwortverzeichnis

Über die Autoren

Dr. med. *Konstanze Loddenkemper* ist Ärztin an der Medizinischen Klinik III mit Schwerpunkt Rheumatologie und klinische Immunologie, Universitätsklinikum Charité, Humboldt-Universität zu Berlin. Forschungsschwerpunkte: Steroidinduzierte Osteoporose und Besonderheiten des Knochenstoffwechsels bei Patienten mit entzündlich-rheumatischen Erkrankungen.

Dr. med. *Timo Ulrichs* ist angehender Facharzt für Mikrobiologie und arbeitet derzeit am Max-Planck-Institut für Infektionsbiologie, Berlin, und am Institut für Infektionsmedizin, Freie Universität Berlin. Forschungsschwerpunkte: Charakterisierung der Immunantwort bei Tuberkulose im Menschen, Impfstoffentwicklung. Außerdem interessiert er sich für Grafik und wissenschaftliche Illustrationen.

Prof. Dr. med. Dr. med. habil. *Gerd-Rüdiger Burmester* ist Universitätsprofessor für Innere Medizin und Rheumatologie an der Charité, Humboldt-Universität zu Berlin. Für seine bisherige Arbeit erhielt er seit 1977 acht wissenschaftliche Preise. Seit 2001 ist er Präsident der Deutschen Gesellschaft für Rheumatologie. Forschungsschwerpunkte: Klinische und experimentelle Rheumatologie/Immunologie, Immuntherapie, Tissue Engineering.